なぜ《塩と水》だけであらゆる病気が癒え、若返るのか!?

ユージェル・アイデミール［著］
斎藤いづみ［訳］
小松工芽（医師、医学博士）［解説］

ヒカルランド

解説
——健康で調和に満ちた社会は〝本物の塩と水〟から始まる！
伝統の「塩水療法」を見直そう

小松工芽《こまつこうが》（医師・医学博士）

病人が増える現在、西洋医学が見落としてきたものを探る

本書で紹介されているクリスタル岩塩には、あるイタリアンレストランで偶然出会いました。いつも感動的な料理を作ってくれる天才シェフが「どうぞ、甜《な》めてみてください」と、その場で摺《す》りおろした白い粉を私に差し出したのです。それは、私が今まで「塩」と信じていたものとはまったく違うものでした。

「自分が塩だと思っていたのは、単なる味覚刺激でしかなかったのか……」というのが、そのときの実感でした。また「もしかしたら、こんな素晴らしい天然塩を摂《と》っていたら、高血

圧にはならないのではないか」と直感的に感じました。本書をプロデュースされた源気商會《げんきしょうかい》の土井聡さんが扱うクリスタル岩塩とは、そんな驚きの体験がありました。

さて私は現在、仙台市の病院で健診業務と健康増進や予防医学の啓蒙《けいもう》活動を、また東京のクリニックで、栄養療法を中心とした統合医療の診療を行っております。

それ以前には長年、大学病院や地域の病院で、西洋医学のいわゆる標準的な治療を行っておりました。西洋医学は確かに急性期医療としては非常に優れた医療ですが、慢性疾患に対しては必ずしも十分とは言えない部分があります。ましてや病気の予防に関しては、医学の発展とは裏腹に病人は増える一方です。私が医者になった頃には4人に1人と言われていたがんが、今や2人に1人の時代に突入しています。これは現代の医学や医療がもっと根本的で大事な何かを見落としているからではないか……。そう考えるようになり、現在では統合医療を視野に入れるに至っております。

とはいえ、私も基本的には西洋医学の考えに重きを置いた医師です。本書でユージェル氏が述べている「水と塩の質と量が何よりも大切だ。現代人は慢性的な水不足の状態になっており、これがあらゆる病気の原因になっている」というシンプルな主張は、正直言ってあまりに今の西洋医学の常識とかけ離れていると言わざるを得ません。また本文中には、医師としてはにわかには受け入れがたい記述もあります。

しかし、全体的にユージェル氏の主張は私にとっては非常に興味深く、感覚的には正しいという気がしてなりません。初めは懐疑的な気持ちで読みはじめたのに、読んでいるうちにどんどん引き込まれ、最後には読んでいるだけでなんだかすべての病気が良くなるような気になってしまいました。

体内の慢性的な水不足と病気の因果関係が、ますます明らかになってきた

「体にとって水は大事。水がないと生きていけない。人体の60～70％が水分であり、細胞も細胞間も水で満たされている」ということについては、誰しも異論のないことだと思います。

しかしタンパク質や糖質、あるいはビタミンやミネラルといった栄養素に比べて、水についての生体内での利用の詳細については、実はわかっているようでわかっていないことが多いようです。

土井聡さんからユージェル氏の原稿についての意見を伺《うかが》いたいとの連絡をいただいたとき、私は北川良親《きたがわよしちか》氏の『アクアポリン革命　活性水で救われるあなたの「水不足病」』（梓書院

2016年）という本をちょうど読み終えた直後でした。

水が細胞に吸収されるには、アクアポリンというチャネル（通り道）が必要です。酸素と並んで生命維持の基本中の基本となる水ですが、このアクアポリンが発見されたのはわずか二十数年前の1992年のことです。なお発見者のピーター・アグレ博士（アメリカ　医師1949〜）は、2003年にノーベル化学賞を受賞しています。

このチャネルにはいくつかの種類が確認されています。臓器によってその発現しているタイプが異なり、さまざまな病気との関連が注目されています。例えばつい最近も、東北大学の片桐秀樹教授らが、脂肪肝があるとなぜ胆石ができやすいかに関して、脂肪蓄積による細胞の低酸素状態が転写因子ＨＩＦ１αを誘導し、肝臓でのアクアポリン8の発現を減弱させることによって胆汁中の水不足（濃縮）が関与しているとの報告が「Gastroenterology誌（消化器病学の分野で最も権威ある医学雑誌）」（2017 May;152(6):1521-1535.）に掲載されました。

北川氏の本には、チャネルの通りやすさ（透過性）を評価する実験的なシステムを構築して調べたところ、この透過性は水の種類により異なること、またある種の外的な処理を水に加えることによっても変化することが述べられていました。

北川氏もユージェル氏と同じように、体内の慢性的な水不足が多くの病気に関わっていると考えられているようです。今後、このような生体での水（とミネラルの）役割についての研究がさらに進めば、ユージェル氏らの考えがより科学的な背景を持って証明されるものと思います。

クリスタル岩塩は、私たちがいわゆる「塩」と思っている〝人工的な塩〟（塩化ナトリウム）とはまったく異なるものです。甘さともとれるなんとも言えないそのまろやかな味は、数十種類ものミネラルを包括しているためなのでしょう。また、この塩の素晴らしさは、本書でも詳述されているように、「2億5000万年も前に溜め込んだ光のエネルギーを放散する」ということに尽きるのかもしれません。

クリスタル岩塩が食卓の塩化ナトリウムと同じ「塩」という土俵で評価できないことは、一口甜めさえすれば容易に想像がつくことでしょう。

食と健康の関係について研究しておられる白澤卓二《しらさわたくじ》博士（日本の抗加齢医学の第一人者。元・順天堂大学加齢制御医学講座教授、現・お茶の水健康長寿クリニック院長）も、著書『長生きできて、料理もおいしい！　すごい塩』（あさ出版　2016年）の中で、〝本物の塩〟がいかに体に良いか、また減塩は根拠が薄いことについてきちんとした論拠を持って述べておられます。ただし、中には遺伝子のタイプで食塩の感受性が高い人も確かにおります。

そうした背景も含めてはたして〝本物の塩〟が高血圧の原因となり得るのか、今後きちんとした検証の後、明らかにされる日が来ることでしょう。

「塩水療法」は慢性疾患や代謝性疾患の治療の突破口となる

残念なことに、現代の食生活には、ユージェル氏がご指摘されるように、健康に害を与えるものであふれかえっています。ひとりひとりが置かれている環境や遺伝的な素因は異なります。これからの時代は、病院任せ・他人《ひと》任せではなく、各自が自分の健康に責任を持ち、自分に合った方法で意識して健康をつくっていかなければなりません。

そのときに本書で紹介されている伝統的な塩水療法は、私たちの健康にとって強力なサポートとなる可能性があります。ユージェル氏の考えが、現代に増え続ける慢性疾患や代謝性疾患の治療の突破口となることを大いに期待しています。現代医学がユージェル氏の考えに追いつく日が楽しみです。

ユージェル氏は、さらに健康の問題は単に個人の問題ではなく、社会の諸問題ともつながっていると述べています。人体は社会の縮図そのものだからです。社会学的な視点から、食と社会の関係性を述べているのも本書の素晴らしい点だと思います。

現代社会が競争社会から脱却して「共生」へと向かうには、「まず不必要に体を刺激するものを避け、自然に立ち返る〝本物の塩と水〟が大切だ」という彼の主張はまったくその通りだと思います。

未来ある子供たちの間に、自閉症やアレルギーあるいはいじめや自殺といった問題が増えています。その背景には、人工的な食べ物やスマホやゲームなどの影響がないとは言い切れないと感じています。個人の健康のためだけではなく、真の調和した社会を築くためにも、食から考える社会づくりが必要なときかもしれません。その基本となるのが、太古から人々の栄養の中心であった〝本物の塩と水〟を取り戻すことなのでしょう。

ユージェル氏の考えが広まり、健康で調和に満ちた社会が実現することを願って、推薦の言葉とさせていただきます。

仙台徳洲会病院健康管理室
三番町ごきげんクリニック
小松工芽（医師・医学博士）

原著者より親愛なる日本の読者の皆さんへ

ユージェル・アイデミール

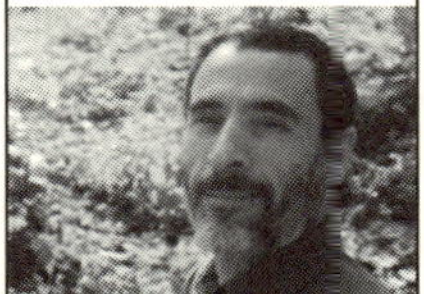

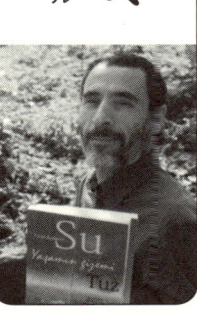

本当に必要なもの、それは塩・水・酸素・日光！

今回日本で出版していただくこととなった内容は、トルコ国内で発刊した第5版をもとに翻訳していただきました。２００７年の初版から時を経て、私自身の塩と水に関する経験や知識も進化してきましたが、その過程においてさまざまな方から多くの質問をいただく場面がありましたので、これを要約してみようと思います。

今までに寄せられた問題は大きく分けると三つあります。
最大の疑問は社会の組織化の過程で生まれた価値観にあり、「ユージェルさん、水と塩の治療は科学的といえますか?」と聞かれる方がいらっしゃいます。

この疑問は無限に発展させることが可能ですが、「呼吸をすることはすべての生物にとって必要な生命活動です」という文章が学術的と言えるのであれば、「生物は水なしに、そして塩なしに存在できませんし、健康的な生活を送ることもできません」という文章も同じくらい学術的であると言えるでしょう。これは知っているだけでなく、理解する必要があります。その理解のためには知識の欠片《かけら》を結びつけながら、これを実際に自ら活用することが大事です。他者の考えに対する依存が大きければ大きいほど、個人の自由な発想と意思は失われていきます。

他者や職業に対して、社会的な地位のみに左右されながら信頼を寄せる人に限って、水と塩の学術性を疑います。水と塩の学術性を理解するためには、大げさな研究も費用も必要ありません。

バカンスに出かけるときに家のお花が乾燥しないようにご近所に預けるという私たちの行動がそれを証明しています。しかし、自分自身の体の乾燥に対しては何故か解決を他人に任せています。そして多種多様な薬を服用することで体の乾燥を防ごうとしている人たちが大勢いるのです。今日、多くの人の血液に潤いを与えるために薬が処方されているのは事実です。しかし、考えてみてください。物質を潤すために、水以外の何が必要だというのでしょうか？
この簡単な質問の答えを出せない状況こそが社会全体を暗い迷宮に迷い込ませている根源だと思います。

第二の疑問は「塩水療法」を実践してみた方からの疑問です。実践したことによって浮かんだ最大の疑問もまた、現代学問が社会に与えた「一つの薬ですべての問題を解決する論理」によって生まれます。人々は水と塩を薬のように考え、摂取した瞬間に痛みが消えることを期待しています。誰もが3日ほどは忍耐強く待ちますが、3日以内に効果が出ないと耐え切れずやめてしまいます。**塩水療法は3日で効果を見せるような解決法ではありません。長年続いた乾燥と、その影響で体が受けた被害は短時間には改善されないということを胸に刻む必要があるのです。**

第2部は、この忍耐ができない人々のために書きました。そして塩水療法の実施の際に起こりがちな間違いを明らかにしました。しかし心配しないでください。塩水療法に大きな間違いは起こり得ません。塩水を飲むことはサラダを食べることと同じ感覚で行われるべきです。

大切なことは体が発する言葉を理解してあげることです。その言葉とは「痛み」です。痛みを感じる箇所は何かしらの異常が起こっている可能性があります。その異常には二つの可能性があります。一つ目は周りの環境が生きづらい環境であること、二つ目は生命の存続に必要な物質を摂取する際に、十分に摂取していないか、間違ったものを摂取しているということです。**本当に必要な物質とは、水、塩、酸素、そして日光なのです。**

第三は「ヒマラヤ岩塩といっても、どのヒマラヤ岩塩を使えばよいか？」という疑問に答えたいと思っています。というのも、塩の経済的利益を考える売り手が金稼ぎの感覚だけで仕事をしたために、市場に偽物や粗悪品が出回ってしまいました。ヒマラヤ岩塩というと1種類しかないと思われる方が多くいらっしゃいますが、ヒマラヤ岩塩にはたくさんの種類があるのです。

イスラムの世界では昔、商《あきな》いは預言者たちが行うものでした。しかし現在は、悪魔が商いを行っているかのようです。そうでもなければ塩を染色してヒマラヤ岩塩として売るというようなことを思いつく人はいなかったでしょう。品質の良い食品と売り手を捜しだすのは現代では至難の業となっているのです。

本物の塩と偽物の塩の差は一目瞭然《いちもくりょうぜん》であり、品質の良いヒマラヤ産クリスタル岩塩は無色透明で輝きがあり、口に含むと後味に甘みさえ感じさせるまろやかさがあります。（クリスタル岩塩の原石は無色透明ですが、細かく砕くと50％以上は白くなります。白くなったものの透明性は水にぬらすことで確認できます）

塩を食べていない羊は売り物にならない——羊飼いの知恵に学ぶ

現代医学は発達を続けながら、「おばあちゃんの知恵袋」として庶民に受け継がれてきた知恵を蔑《さげす》み、無視しています。

私の塩と水の話を聞いて感動を受けた一人の方がこう言いました。「実際に僕の父親は**スジュク（トルコのサラミソーセージ）を作るときに、塩を食べていない羊の腸は使わなかったんだ。そういう羊の腸は簡単に破れてしまうからね**」そう、これを現代医学の言葉で言い換えれば「腸疾患」。これが進行すれば「腸がん」とも呼ばれます。

イスタンブールのブックフェアでキルギス人の学者と話をしているときにも、次のような話になりました。「私たちキルギス人の男は、子供の頃に必ず羊の捌《さば》き方を教えられます。そして、捌いた羊が塩を食べていたかどうかは一目でわかるのです」私は「どうやってわかるのですか？」と聞くと、「第一に塩を食べていない羊の皮を剝《は》ぐことは、とても困難です。簡単には剝がれません。第二にそのような羊の皮では毛皮はできません。とても破けやすいのです。第三に羊の肩甲骨をナイフで叩《たた》いたときに、塩を食べていない羊の骨はすぐに割れます。この羊が十分に塩を食べていなかったことがわかり、解体は非常に困難な作業になるのです」と説明してくれました。

彼が説明してくれたのは「骨粗鬆症《こつそしょう》」のことです。キルギスの羊飼いは**骨の劣化が塩不足によって生じる**ことを知っています。しかし、現代医学を学んだ医者はこれを知らず、ただ骨の劣化症状が「骨粗鬆症」だという名前を知っているにすぎないのです。彼らはその原因を知らず、その原因をキルギスの羊飼いから教わるほど謙虚でもないのです。

最大の問題点はここにあります。キルギスの羊飼いは羊の骨を丈夫にすることは知りながら人間の骨粗鬆症が塩不足で発症することを知らないでしょうし、ソーセージ職人は腸の疾患の原因が塩不足だということを知らないでしょう。羊飼いが、その妻が骨粗鬆症を患《わずら》ったとき、彼女に天然塩を食べさせようと思いつくことは滅多にないでしょう。その代わりに彼女の手を取って病院に連れていくのです。

カースト制度のような身分社会が構築されてしまった社会においては、貧しい羊飼いが持つ正しい知識の代わりに、社会的地位が高いとされている医師の「過ち」を受け入れるようになってしまっているのです。

現代における人々の水と塩に対する見解に見られる最大の過ちはここにあります。社会に存在するこのカースト的な思考を180度変えて、社会の知識をもう一度見直すときが来ているのです。

実際にはキルギス人の羊飼いもソーセージ職人も塩を食べているはずです。しかし、彼らは精製された塩が本当の塩でないという事実を知らないでしょう。現代医学の範疇《はんちゅう》の常識（塩は高血圧の原因であるという）にとらわれた多くの方々に向けて、真実を、自分たちが昔から知っている知識や目にしたもの、感じていることを何の疑いもなく、この本に書くことができました。

私たちがこの本の中で提案した水と塩の治療法が正しいか否かを確認するためには、3〜4週間程度、計画的に塩水を飲むだけで十分です。塩水は何が真実であるのかをあなたに証明してくれます。

海水の治癒作用――手術室へ行く前に海へ行け！

今まで挙げた例は、人間の体にとって水と塩がいかに重要であるかをよく示していますが、胎児が母体の中で羊水という塩水に守られていることを知るだけでも正しい道を見つけるヒントとなります。

羊水は赤ちゃんが成長するにつれて交換されます。特に5～6カ月目の頃には2日に一度新しい羊水になります。仮に母親が羊水を交換するに足るだけの水と塩を摂っていないとすると、赤ちゃんはこれらを母体から直接吸収します。**妊娠中のめまいや胃もたれ、糖尿や血圧の上昇は、母体の水分が足りないことによって生じるのです。この状態において最も効果的で簡単な治療法は、母親に塩水を飲ませることです。**しかし、医師は別の道を選ばせようとします。そう、母体を早く赤ちゃんから解放させるために帝王切開で出産することを勧めるのです。

たまたま見ていた健康番組で、医学博士がスタジオに呼ばれ、視聴者からの質問に答えていました。1人の女性が「私は妊娠中なのですが、妊娠してからというもの腰を曲げずにはいられないのです」と相談すると、博士は「一度、私たちの病院にいらしてください。手術が必要か、そうでないかを調べなければなりません」と答えました。この博士が理由もわかっていない問題に対して、なぜ手術を持ち出すのかまったく理解できませんでした。

2人目の女性は「私も妊娠するとすぐに腰痛が始まりました。でも海に行ったときは、なぜか痛みがなくなったのです。これは何故でしょう?」と聞きました。博士は「それは海とはなんの関係もありません。でも何故でしょうね。調べてみる必要がありますね」と答えたのです。もちろん調べる必要があるでしょう！　もしも本当に海水が妊婦さんたちの腰痛を治しているとしたら、これはどういうことを意味しているのかわかりますか？　腰痛を抱える人は手術室ではなく海に行くべきなのです。しかし、そうなれば医師たちの仕事はどうなってしまうのでしょう。

なぜ妊娠中の女性が腰痛に悩まされるかというと、それは赤ちゃんが羊水を必要としているために水と塩を母体から吸収しているからです。料理をしているとき、水が蒸発してしまったお料理をそのまま火にかければ焦げてしまいます。水が乾ききってしまったお母さんも同じ状態にあって、腰に痛みを感じるのです。

そうです！　読者の皆さん、読み間違いではありません。**海水には治癒作用がある**のです。なぜならば海水は塩水であり、海に行くと体はスポンジのように海水から水と塩を吸収します。そのため腰痛も消えてなくなるのです。さて、あのテレビに出ていた博士には別の仕事を探してあげる必要がありますね……。

私たちを殺すのは、がんそのものではなくがん治療である！

がんについても本章に書きました。この本を読んでくださった皆さんは、**私たちを死に近**

づけるのはがんではなく、がん治療であるということを理解してくださると思います。新鮮な野菜と果実を中心とした食生活に、十分な水を飲み、品質の良い塩を摂っている人、まして毎日塩水を飲み、年に数回は内臓の洗浄を行っている人はがんになることなどあり得ませんし、がんで亡くなることもありません。この知識はとても単純で昔から伝わるものです。さらに莫大《ばくだい》な費用がかかるものでもありません。誰にも経済的利益をもたらさないので、そのため誰も気にかけたり、統計をとろうともしないのです。

内臓において重要な役割を果たすのが「沈黙の臓器」として知られる肝臓です。肝臓の問題は胃や腸の問題として表れます。つまり胃や腸の問題の根本的原因は肝臓にあるとも言えるわけです。現代においては、成人のほとんどは脂肪肝と呼ばれる脂肪の塊か、胆石と呼ばれる石を抱えています。これらは小さなものからオリーブの実ほどの大きさのものまであります。胆のうだけでなく、肝臓においても発生するこれらの脂肪の蓄積は肝臓の胆管をふさいでしまいます。脂肪が溜まると胆汁が十二指腸に排出されなくなり、黄疸《おうだん》が形成されます。この状態はウイルスや細菌にとって非常に住みやすい環境となってしまうのです。そのため、浄化されていない胆汁が血液に混入してしまいます。これは体内の酸素および栄養素の循環の妨げとなり、血液中の胆汁が増えると目が黄色くなったり、脱毛の原因にもなるのです。

十分な量の塩水を飲まないと、胆汁の生成は増えます。余分な胆汁は体の問題を増長させてしまうのです。一部の人において塩水療法を始めたことによって下がった血圧が、再び上がってしまう原因は脂肪肝にあるのです。

肝臓と胆のうを洗浄するために、昔から知られている簡単な方法があります。有能な人の知恵を借りることで脂肪肝から解放されることが可能となるでしょう。ここではその方法は説明いたしません。なぜならば、これだけで本が1冊書けるほどの題材であるからです。方法だけを紹介することは無責任な行動となってしまいます。仕組みを理解せずに行われる作業は期待していない結果につながります。そのため、これについては経験のある人の助けを借りながら、脂肪肝を克服することをお勧めします。

水を飲む前に、水に愛を伝えなさい

日本の読者の皆さん、この本を手に取っていただき本当にありがとうございます。

２０１１年、日本を津波が襲い原子力発電所の重大な事故がありました。この問題は日本人だけでなく、世界中の人々のリスクを再認識させる出来事でした。原子力発電は世界中に散らばり、企業はそのリスクを利益に変えています。また、世界中で使われる携帯電話、無線電話、電子レンジが持つリスクを多くの人々は気づかずにいます。

生命は、生物にふさわしい周りの環境の中でのみ存続するわけですが、その周りの環境が日に日に厳しいものへと変異しているのが現代社会の実情です。

この中において、「水と塩」は大きな役割と力を発揮するはずですが、自らが毎日口にする食物とそれを取り巻く環境に意識を向け、その環境を他人任せにしないことが、今私たちには求められています。

自然界では結晶がエネルギーを集めます。これらの結晶のうち二つは特に太陽光エネルギーを集めます。その二つとは水と塩です。生物はエネルギーの集合体であり、水と塩から成っています。そう、水と塩で構成されているのです。なんと素晴らしいペアなのでしょう。そう思いませんか？　歩くことができ、話すことができ、怒ることができ、愛することができる塩水を想像したことがありますか？　そう、それはまさに人間なのです。

心があるのは私たち人間だけでしょうか⁉　私たちを構成している水や塩に心はないのでしょうか？　私たちに知能があって、水や塩にはないのでしょうか？　私たちは水にも塩にも心や知能のようなものがあると信じています。

預言者ムハンマドが美しい言葉を残しています。

「水を飲む前に相手に愛を伝えなさい、彼はあなたをわかってくれます」

そう、人に水をお渡しする前に愛をこめましょう。そうすることで、水をより神聖なものにすることができます。味も美味しくなることでしょう。なぜならば水は私たちの愛を汲《く》み取り、飲む人にさらなるエネルギーを運んでくれるのです。

塩も同じではないでしょうか？

ここでは皆さんに問い掛けをして筆をおくこととしましょう。いつのときも、すべてを語ることは正しいとは限りません。真の芸術とは、静寂を支配することなのです。

「私の目に宿る光が消えてしまわないように
水を一杯くれないか

私の心に宿る愛が消えてしまわないように
水を一杯くれないか

水を一杯くれないか
私の目に宿る光が失われないように
私の唇にある笑みが失われないように

私の中の自由と平和が失われないように
水を一杯くれないか
私は、あなたの隣にいるから美しくいられるのだ
あなたも私の隣にいるから
そして私は、愛が深まるほど美しくなるのだ」

ユージェル・アイデミール
2011年9月6日　ドイツ　ガイルドルフ市にて

目次

第1部　水
――現代のあらゆる病気の原因は体内の水不足から！　恒常的な体内の乾燥が遺伝子を傷つけている‼

第4章 細胞内の〝水力発電〟の素晴らしきメカニズム 105

第5章　細胞内の光エネルギー(バイオフォトン)を元気にしよう！　143

第6章　電磁波を避けて、喜びと光に満たされよう！　169

第7章　喘息《ぜんそく》は肺の細胞の乾燥、水不足を示すサイン　183

第8章　自宅ではこうしてエネルギーあふれる飲料水を作ろう！　192

第2部　塩
――現代人は「精製塩」を過剰に摂取し、「天然塩」が不足している！

第9章　精製塩は人体に不要である！　211

第3部　塩水療法
——生命の源のエネルギーを呼び覚ます伝統の知恵がここにある!

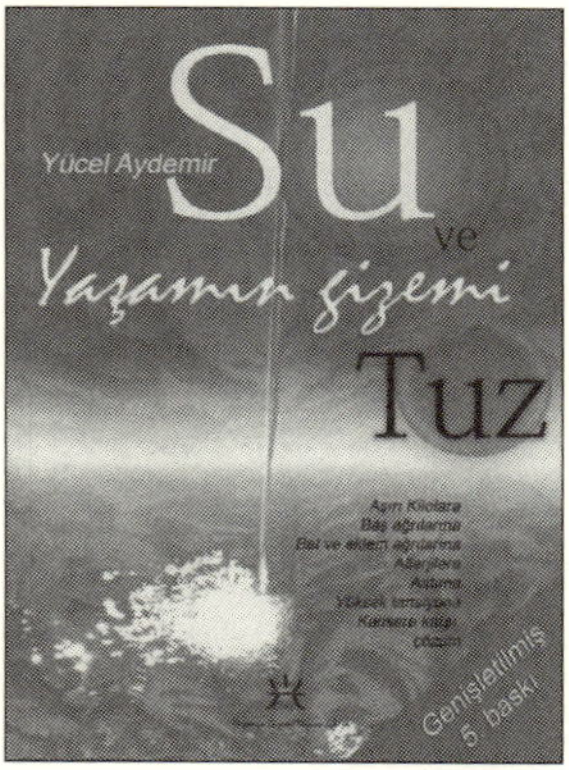

カバーデザイン　櫻井 浩（⑥Design）
総合プロデュース　土井 聡（源気商會）
校正　広瀬 泉
本文仮名書体　文麗仮名（キャップス）

第1部

水

――現代のあらゆる病気の原因は体内の水不足から！
恒常的な体内の乾燥が遺伝子を傷つけている!!

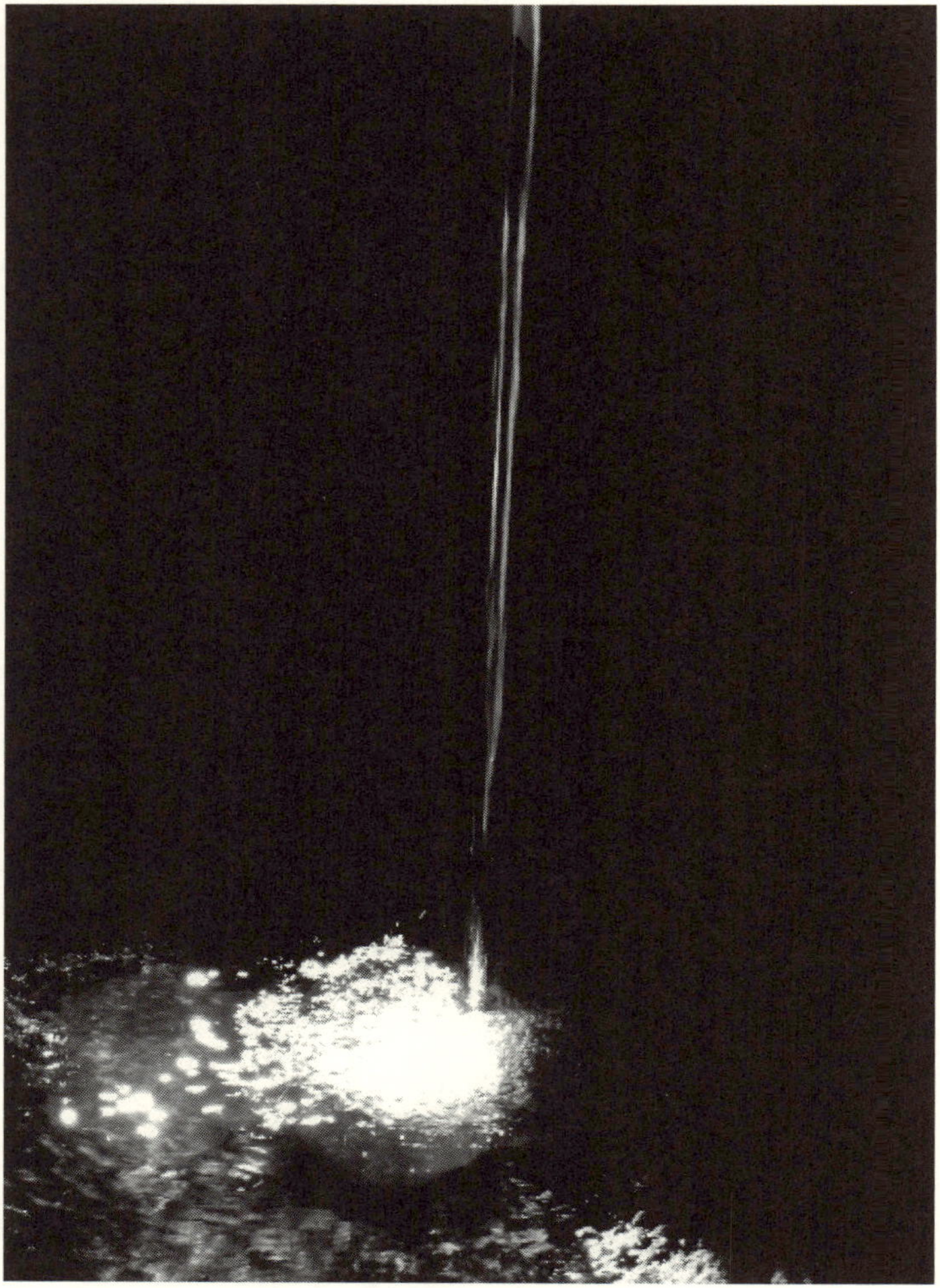

第1章

病気とは体の砂漠化のことである！

あらゆる現代病は体内が水不足で乾燥しているサイン！
解決するのは薬ではなく水そのものだ!!

水の枯渇《こかつ》をイメージさせる「砂漠」に対して私たちは潜在的な恐怖を感じます。この連想は、根拠のないものではありません。すべての生物に生きる活力を与えるものが水だからです。この世の生物がみな、この事実を人間のように理解していなくても、感じています。動物をよく観察すると、彼らが朝起きてまず初めに水のある湿地へおもむくことに気づくはずです。

生物の生態における水の重要性は、生物がこの地球上に誕生したときから現在に至るまで変わることはありませんでした。花に3日間水をやらなければうなだれるように下を向き、4日目には枯れ、やがて5日目には死んでしまうように、すべての植物は空から降る雨を待ち、動物たちは水がある場所へと移動し、私たち人間は自分たちの居場所に水を運びます。生きる源である水を私たちは飲料としてだけではなく、それ以外のさまざまな用途にも使います。悲しいことにこの事実が、水が持つ本来の役割を私たちから見えづらくさせてしまいました。水を飲まないと人間の生態にどのような影響が出るのか。恒常的な体内の乾燥とどう向き合うべきなのか。人類は最近になって考えはじめたのです。

今日、学問および技術の発達と社会的な豊かさの向上に対して、人間の健康は日々、出口のない迷路に迷い込んでいます。そしてこの暗い迷路は私たち人間に、いくつかのことを考え直させるのです。

すべての生物にとって水はかけがえのないものです。恒常的な水不足にさらされ続けた生物は、これに対処するさまざまなメカニズムを自らの中に生み出しました。しかし生物が生み出したこのメカニズムは一生水なしで生きられるほど完全ではなく、一時的な解決策に過ぎません。常に水が枯渇し、このまま水を飲まずには生き続けることができない状況を考えてみましょう。すると生物は遺伝子に変化を起こし、その乾いた、過酷な状況で生き続ける方策を探しはじめます。生物がこうした変化を、どれほど得意としていないか、後述するがんの話のときに詳しくご説明いたしましょう。

現代において、医学が「病気」と名付けているさまざまな健康上の問題について、多くは原因も解決策も見つかっていません。本当にこれらの問題は「病気」と呼ぶべきものなのでしょうか?。

私たちの日常にあふれかえる清涼飲料水やコーヒー、アルコール飲料などの加工飲料は「水」の果たす役割を代わりに担《にな》えるのでしょうか?

社会の状況を注意深く観察していらっしゃる方ならば、社会の物的な豊かさと人々の健康状態が正比例しないことにお気づきかもしれません。これは偶然なのでしょうか? 本来ならば、社会の豊かさが増せば、人の健康状態にも良い傾向が見られるはずです。しかし学術的な調査結果は、正反対のことを示しています。この現象は全世界において見られ、例えばヨーロッパでは、4人に1人ががんの予備軍であることが明らかになっています。がんだけではありません! 高血圧、アレルギー、喘息《ぜんそく》、偏頭痛など……これら「現代病」と名付けられた疾患《しっかん》に対して医療科学はまったくのお手上げ状態で、現代病は一生付き合わなければようないものだと私たちは諦《あきら》めを強いられています。本当にそうなのでしょうか？

この本ではまさに、この答えを探していきます。これからお読みになる内容は、にわかには信じがたいことかもしれません。なぜならば世界中で巨額の予算を投じて行われている医療や科学が解決法を見つけられなかった問題を、今1人の人間が**「皆さんの家の蛇口から出る水こそがすべてを解決する」**と主張するからです。

天秤《てんびん》の片皿には病院、医科大学、薬学界や政府の機関までが所属する医療科学の専門家チームが、もう片皿にはコップ1杯の水が乗っています。水側に傾くことは難しいと思われるこの天秤が予想を裏切って水の方に傾く理由はいたって簡単です。それは、皆さんが短期間で不安を抱かずに、副作用の心配もなく自らの体でお試しいただき、効果を実感していただけるからです。人間が自分の体で経験して得た信頼感にはどんな学術的な主張も勝てません。結局一番大切なのは学説や医学論文ではなく、ひとりひとりが現実に健康になることなのですから。

もしかすると、この一見奇妙に思える秤《はかり》のイメージから、かすかに見える忘れ去られた一番大切なことを私たちは思い出すかもしれません。

この本は、ある人にとっては信じがたい、またある人にとってはずっと前からわかってはいたけれど陽《ひ》の目を見ることがなかったような真実を、今一度明るみに出すような調査をもとにしています。その真実とは**さまざまな健康上の問題の発生が、〝長い間水を飲まなかったために体が乾ききってしまったことが原因〟**だということです。

この真実の証明はイラン人医師バトマンゲリジ氏（F. Batmanghelidj　1931～2004）によってもたらされました。イラン革命時代に政治犯として刑務所に入れられた彼は、収監された3年間、刑務所内で医師として囚人たちの治療に当たりました。医療設備も、薬も十分にない劣悪な環境下で、彼が使えたのは水道から得ることのできる〝水〟でした。そして、彼は薬の代わりに水を用いることで疾病をかかえた囚人たちの病状が良くなることに気づいたのです。彼自身も驚いたその事実を証明するために、釈放後、彼は水に関する研究を続け『飲水療法』という本を著しました。（林陽訳『病気を治す飲水法』中央アート出版社）欧米で大きな反響を呼んだバトマンゲリジ氏のこの書籍に触発され、彼の考え方をベースに私自身も調査と研究を重ねて本書を書いています。

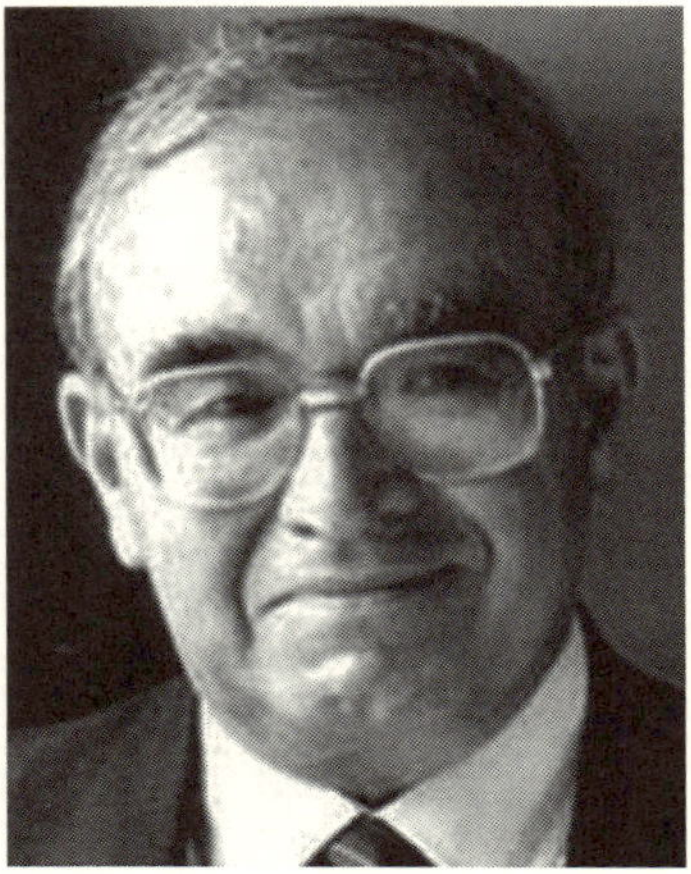

F．バトマンゲリジ：
医学博士。1931年イラン生まれ。ロンドン大学に学びセントメリー病院医学校で医師免許を得る。帰国後にイラン革命に巻き込まれて、獄中で患者の診察に当たる。薬が使えない中で、胃潰瘍《いかいよう》に苦しむ囚人に水をコップ２杯飲ませただけで治したのをきっかけに、水だけで3000人の患者を治療し続けた。革命後、アメリカに移住して、水の治療効果を医学的に調べる頭脳集団「シンプル・イン・メディシン財団」を設立、医学と生理学と臨床面から水の薬効を解明し、水に秘められた治癒のメカニズムを体系化した。この新しい医学上のパラダイムを大衆に浸透させるべく、グローバル・ヘルス・ソリューションズを設立、著書とビデオによる普及に努める。著書はアメリカから世界に大反響を巻き起こし、100万部を突破、代替療法の世界に飲水療法の大ブームを巻き起こしている。2005年に死去。

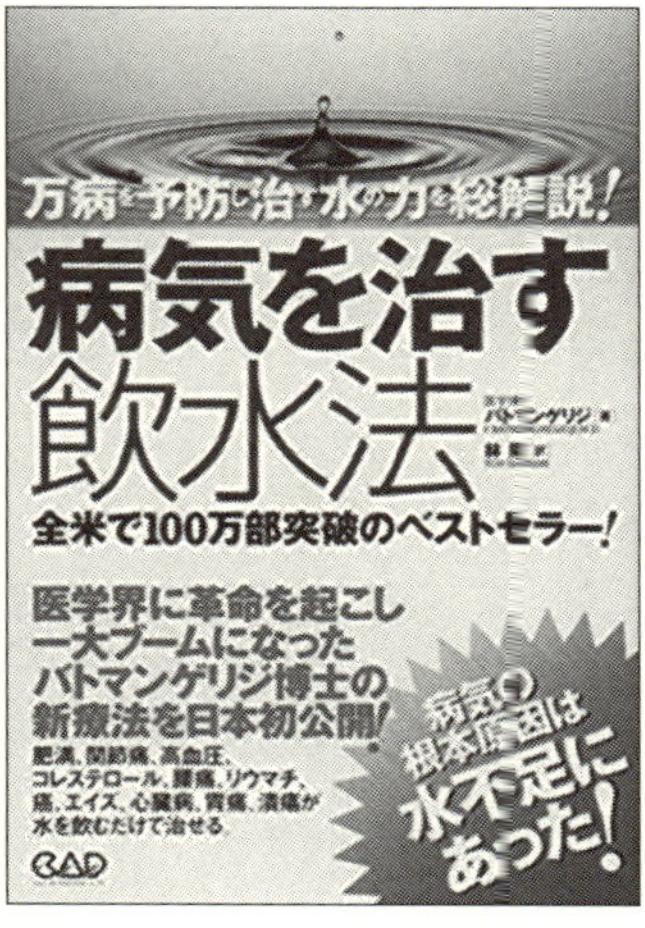

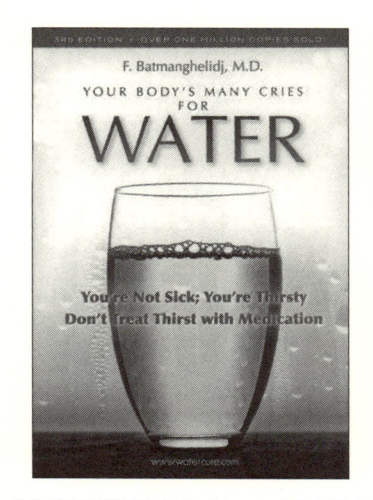

全世界に影響を与えたバトマンゲリジ氏の原書とその翻訳本『病気を治す飲水法―万病を予防し治す水の力を総解説！』（林陽訳）

話を本題へと戻しましょう。

特に都市化とともに人々の中で自然に湧《わ》き出る水を飲む習慣が、ゆっくりと消えていきました。さらにここで、急速な発展を遂げた都市では清潔で品質の保証された水が十分になかったという背景についても触れておく必要があります。蛇口から出る水を飲料水として利用できないために、水以外の飲み物に頼る必要があったのです。資本主義社会ではこのような需要に対する供給はすぐに出てきます。水の代わりに私たちの嗜好を刺激する依存性のある飲み物が市場に登場したのです。

一般的に、人間の体が1日に必要とするのは2リットル分の「水分」だと言われ、その「水分」は純粋な水以外のものでもいいのだと認識されています。この誤解は私たちの国だけではなく全世界にあります。これが誤解であることが、バトマンゲリジ氏をはじめ、多くの研究者の調査が証明しています。

最新の調査では人体が水不足の状態で生きていかなくてはならない状況に置かれ、知らず知らずのうちに**体内が乾燥していたことが大小さまざまな病気の原因であり、死をもたらす元凶である**ことが明らかにされています。自分にとって大切な人が、1枚の枯葉のごとく散っていったとき、その死の一番の原因は体内が水不足ゆえに乾燥していることに気づかなかったことにあるのです。

医学が発達したとされる今日でさえ、私たちの人体についての知識は全体の1割にも満たないでしょう。この乏しい知識をもとに、医学は病気に対するさまざまな治療法を考案してきました。しかし、病院に行って病気を本当に克服する人は数少ないのです。真実を述べれば、**病気を治すのは医者ではなく、私たち自身が持つ「免疫力と自然治癒力」**なのです。ただし、この免疫力と治癒力を十分に発揮できるように私たち自身が自分の体をサポートする必要があります。毎日を生き生きと健康に生きるための鍵は私たち自身が握っているのです。

私たちの社会には「病気とは天から与えられた宿命だ」という認識が確かに存在します。しかし実際には病気の本当の原因が、私たち自身の体に対する認識不足と日頃の振る舞いにあることを知る必要があります。つまり病気の原因が自分自身にあることを知らなければなりません。何を食べ、何を飲み、どう生きているのかを理解することが大切なのです。健康に生きることの唯一の方法は、体をいたわり、体が欲しているものを正しく摂取することです。病気にかかった途端に哀れな目で医者を見つめても救われないのです。

現代社会では日々新しい行動様式が生まれています。私たちは病気になった子供を病院に連れていき、〝治療〟という名目で、当然のように薬をもらいます。これは、やむを得ない状況下で生まれた妥協的な行動です。今、こうした習慣は驚くほど日常に溶け込み、医者に

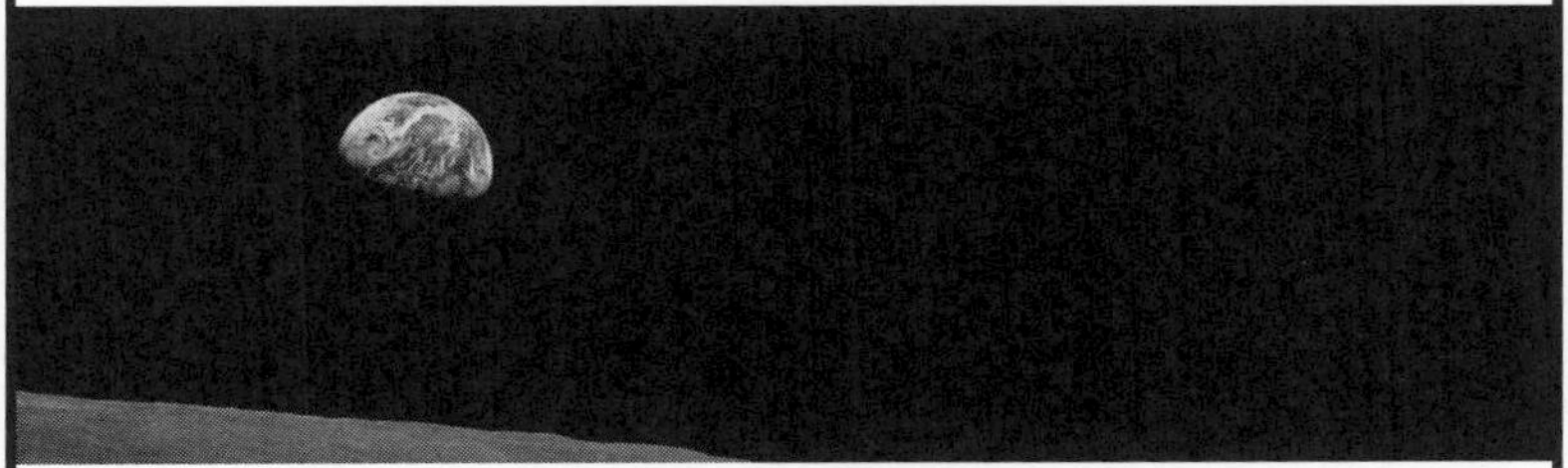

地球上で一番多く存在するものも水であり、人間の体に一番多く存在するものも水。地球の４分の３は水で構成されていて、人間の体の４分の３も水。なんと不思議な偶然なのでしょう？　考えてみる価値がありそうです。

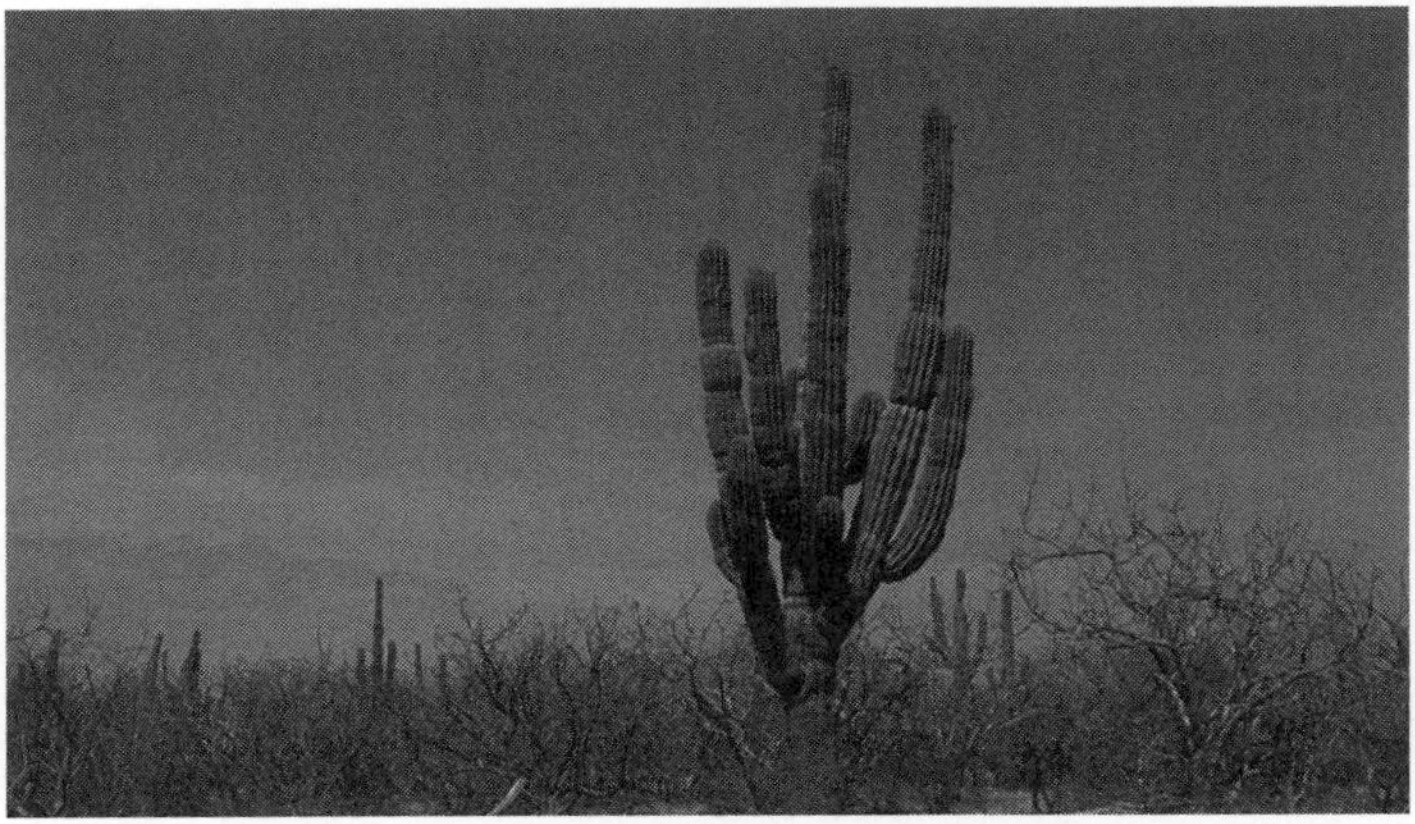

水に恵まれない砂漠の植物は、いつでも水を手に入れられるように自らのタンクに水を溜め込みます。

さえ行かず直接薬局に行って薬を買うことも、稀《まれ》ではありません。それでもある日、自分の手には負えないと思って医者に行く場合、もし仮に運があなたに味方をして、人体の乾燥についての知識を持っている医者に当たれば、「あなたの体は乾燥していますよ！　水を飲んでいないんじゃないですか？」と聞かれることでしょう。しかし、そのアドバイスを3日後には忘れてしまいます。なぜならば私たちの周りには水以外の多くの飲み物があふれているからです。

この本ではまさに、**十分な量の水を飲む習慣をつけないと、何の解決もできないまま病院に通い、製薬業界の利益増大に貢献することになる**謎を解いていこうと思います。

陸上の生物は水不足をやりすごすメカニズムを発達させてきた

ある生物にとって、水から出て陸で生活を始めることは大きな冒険に出たことを意味します。なぜならば、もはや水は彼らにとって常に存在するものではなくなるからです。今や水は生物にとって、その中にいるだけで、苦労せずに恩恵を受けることのできるエネルギーではなく、必要なときに彷徨《さまよ》い求めなくてはならないものとなってしまいました。この状況は生物に水が必要になった際に、つまり自らが乾燥したときにサインを出し、水を効率的に確保しておくためのメカニズムを発達させることにつながりました。一過性の水不足を乗り越えるために発達したこのメカニズムは、100万年以上の月日を経て、生物の生き残るチャンスを増やしながら、複雑な構造へと変化していきました。しかし、このメカニズムは一時的な水不足の解決法にはなりましたが、一生水なしで生きることへの手助けとはなりませんでした。生物にとっての水の重要性が、生物の誕生から今日まで変わらずにきたのもこのためです。水が持つ「生物に生命力を与える力」は生物の誕生から今日まで変わらずに存在し続け、私たち人間の健康とも密接に結びついているのです。

「体の乾燥を薬で止める」↓「医療業界の増益」この負のサイクルを止めよう！

体における水不足は、脳のエネルギー不足を引き起こします。あとで詳細に述べていくように、水は細胞において最も自然な方法で、誰もが知っている電気エネルギーを生み出します。このエネルギーは脳にとって最も大事なエネルギー源です。そしてエネルギー不足は、生死に関わる重要な問題なため、脳は水不足を解消するべく、最初に痛みやしびれなどのさまざまなサインを発します。しかし、生物の体が水不足と乾燥の危険を知らせるために出す、〝痛みやしびれ〟を医学は病気として定義してしまいます。実際には人間が脳から発されたサインを正しく認識し、水不足を解消しなくてはならないのです。つまりは、〝水を飲まなくてはならないのです〟。

私たちが犯している大きな過ちが、水を飲むだけで痛みを和らげることができるのにもかかわらず医者に通うことです。 医者に行った瞬間から、私たちは患者というカテゴリーに分けられ薬を与えられます。実際には体の乾燥を知らせようとしているこれらのサインは、医学界や製薬業界にとっては願ってもみない増益のチャンスだからです。資本主義社会において誰も私たちの体が乾燥を叫んでいることを改めて言う必要性を感じないのです。なぜならばそれは、うまくお金が回っている社会を乱す反乱者になってしまうからです。これは学問の欠陥としてではなく、資本主義における際限のない人々の欲望にも原因があります。社会のシステムに反して行動することには、多くのリスクが伴いますが、このリスクを誰もが背負うものだと考えるのは、はかない期待です。

こうした過ちの上に構成された健康制度は、後戻りできないほど大きく、複雑なものとなってしまいました。なぜならば制度の過ちによる恩恵を受けている多くの人々や団体があるからです。この過ちは、彼らの存在価値にすり替わり、医学は人体の治癒に重きを置かず、医学自身を研究の対象としています。もしも反対のことが起こっていれば、今私たちは自分の体について、より多くの知識を持っていたかもしれません。

簡単な例を挙げましょう。**高血圧の原因は体が長期間にわたり、水不足の状態にさせられていることにあります。**

これに対して計画的な水補給がされれば高血圧は解決されます。そして、体内の水のバランスを保つために、1日に約2~5グラムの精製されていない天然塩を摂取すれば良いのです。まったく単純明快な解決方法です。

これに対して医者に駆け込んだ場合のストーリーを想定してみましょう。

第一段階：A氏は歳をとるにつれ、理由のわからない頭痛に悩まされます。そのあと、目が見えづらくなり、さらには腎臓の痛みなど……と続いていきます。これらは高血圧のサインです。A氏はいつか耐えられなくなって病院に行きます。すると医者は、これらの症状の原因を知っているため、血圧を測った後に「あなたの血圧はすごく高い！　もっと早く来れば良かったのに……手遅れになるかもしれない、すぐに手をうたなければなりません」と言うのです。こうして、医者は堂々と薬を処方するでしょう。

第二段階：A氏は「間に合わないかもしれない」という恐怖と焦りで薬局に駆け込み、高血圧の解決策であると信じてやまない薬を購入し、死の危険から解放されたかのように喜んで、スキップで帰路に就くでしょう。

第三段階：翌日、朝刊の文字が読みづらい不満を解消するためにA氏は眼科に行きます。眼科医は、また好意的な印象をふりまきながらA氏の前に座り、まず年齢を聞き、そのあと高価な機械の前に案内します。いくつかの記号を答えさせたあとに、「問題はありません。あなたの目は健康そのものです。ただ歳をとると見えづらくなるのです。眼鏡を買った方がいいですよ」と勧めるはずです。そして先ほど測った視力のデータを紙に書きA氏に渡します。尊敬する医者への感謝を胸に抱え、A氏は眼科医をあとにするでしょう。

第四段階：病院を出たあと、A氏は眼鏡店に行きます。そこで眼鏡を買うと、健康の問題をすべて解決した喜びをかみしめながら、妻と子供たちのもとへと帰るのです。こうして手元には、一生使うことになる眼鏡と、また一生ポケットに入れておく、正しく言い換えれば、入れておかなければならない薬があります。この薬がA氏の人生を、どう危険に導くかについてはあとで考察します。

第五段階：政治家は壇上へと駆け上がり、健康の問題がますます大きな課題となってきていること、ほぼすべての人に眼鏡と薬が必要となること、そして今の保険料のままでは、これらをまかなうことができないことを説明します。

この連鎖の輪はどんどん拡がり、ますます特定の人々に利益をもたらします。私たちは医療業界が過ちを訂正できない理由を推測することができます。しかし、必要なのは医療業界の暗闇《くらやみ》を知ることではありません。重要なのは、**健康問題の原因が水不足であり、高品質の水を体系的に摂取することで、その問題が解決できる**という点を理解することです。そのために必要な知識こそが、この本のテーマなのです。

ガリレオ・ガリレイ（1564〜1642）が地球は太陽の周りを回っていると言った際に、彼を批判した人たちは、地球が回っているという事実を恐れたのではなく、変わりつつある世界の新しい秩序と、その秩序の変化に伴って、今までの社会的利益を失うことを恐れ、彼を死へと追いやったのです。

よく聞く反論を一つご紹介します。「もし仮に水が人間にとって、そんなに大事なのだと

「したら、私の医者がそう言ったはずだ。私の医者がそれを知らないわけがないではないか！」と。まさに今日における一番の問題はこれなのです。予言者たちが伝えなかったことを叫び、皆に納得してもらうことは簡単なことではないのです。

富を私たちの健康問題から築いている人々がいる中で、水に関する過ちを訂正するには忍耐とエネルギー、そして愛情が必要です。今こそ学問がこの過ちを社会制度の抱える暗闇として認識する時が来ています。

「老化」とは脳と神経のエネルギー源である水が失われて、乾燥していること！

標準的に成人の人体には1日最低2・5リットル程度の水が必要であることが明らかにされています。生物が今の複雑なエネルギー生産能力を身につける前まで、必要不可欠なエネルギーを体内の水分から生み出していたからです。今でも人間の脳と神経における最も基本的なエネルギー源は水です。体内を自由に動き回る水分子が細胞膜から中に浸透する際にエネルギーを生み出します。

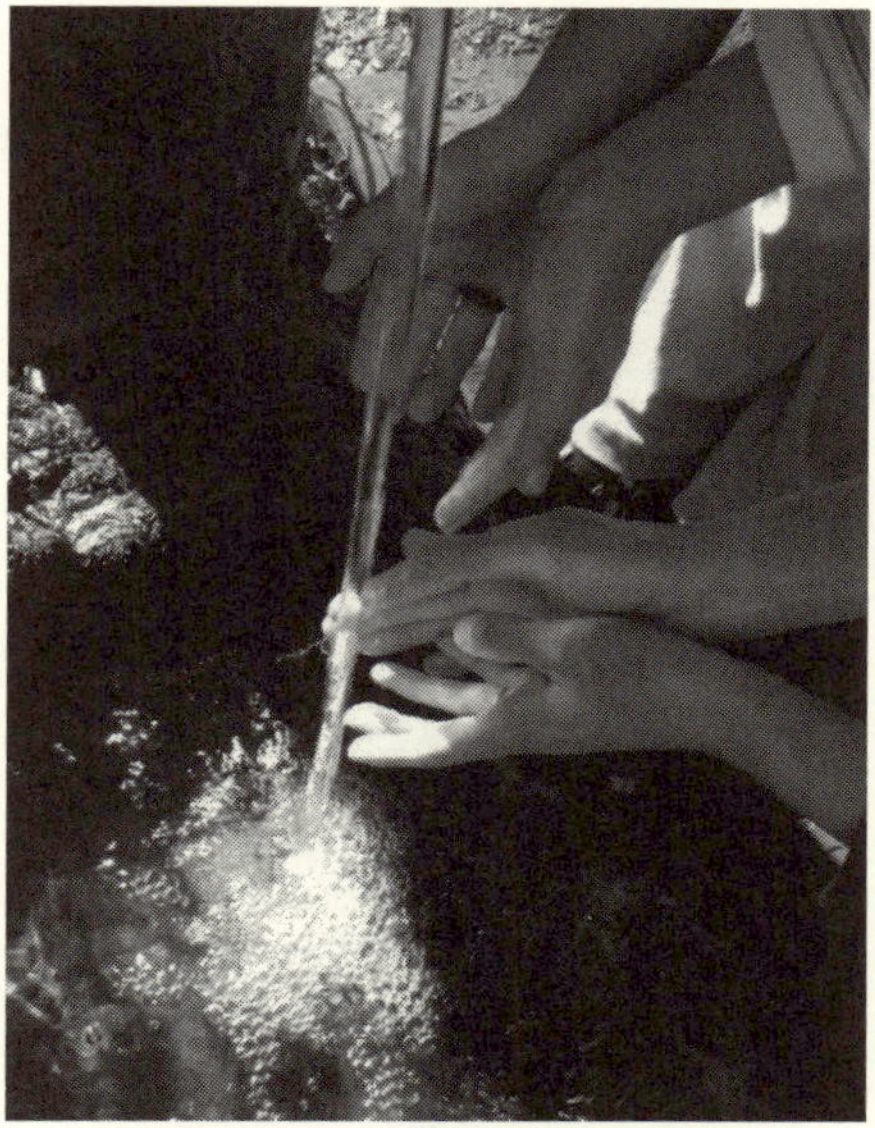

体の砂漠化を避けたいのであれば水を飲んでください。病気とは体の砂漠化にほかなりません。若葉のようになりたいのであれば水を飲んでください。

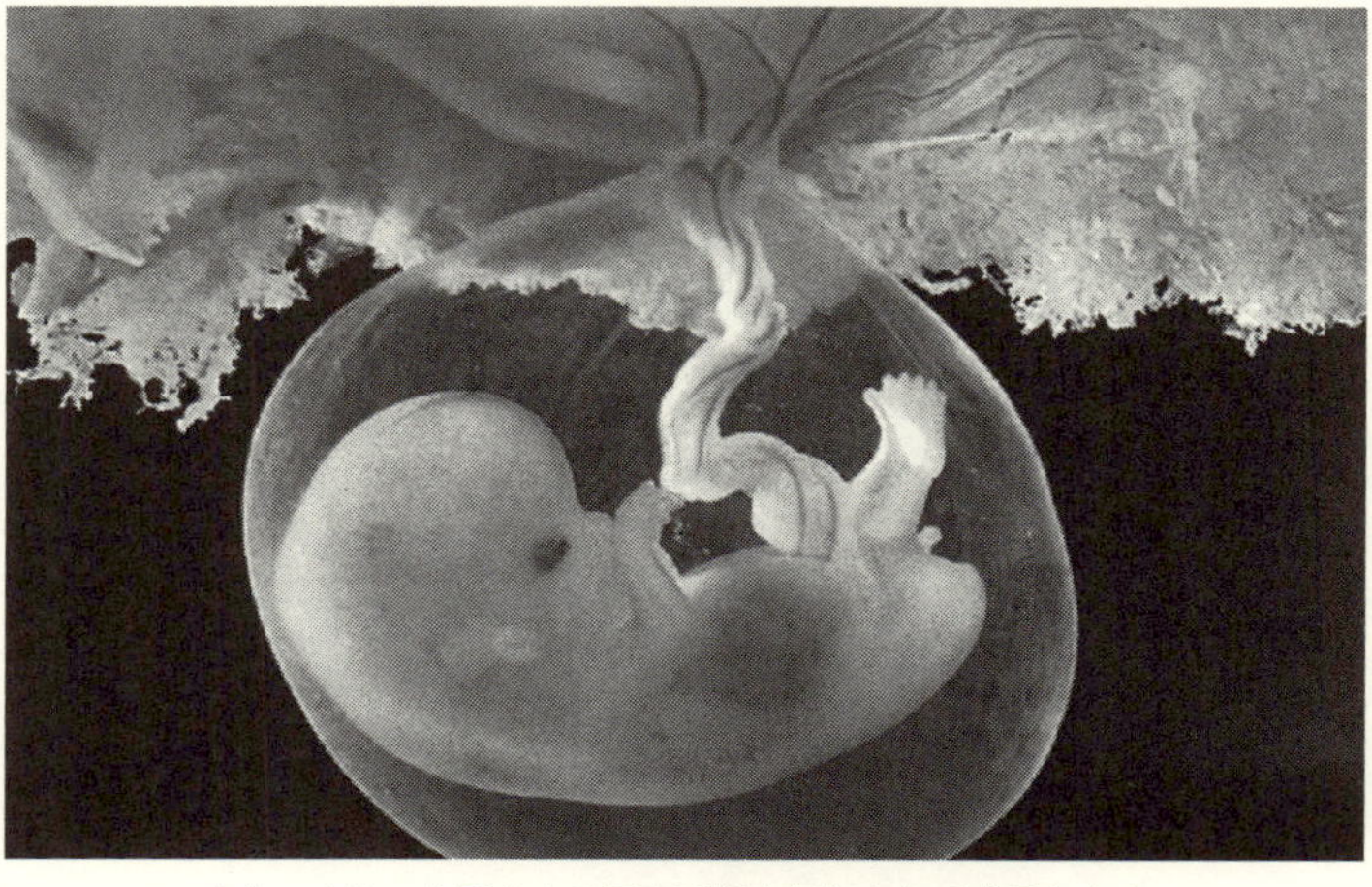

赤ちゃんは、お母さんの子宮で塩水に包まれて成長します。

人体における水の役割はエネルギー生産だけではありません。細胞の物質交換（つまり代謝）の結果として出る老廃物（または毒素）を体外に排出しながら、体のpH《ペーハー》バランス（つまりpH値を7・4に保ちます。人の体は20歳を超えると、水分を失っていきます。これが「老化」と呼ばれる現象ですが、理由はまだ明らかになっていません。しかしこの自然な乾燥に加え、毎日水を飲まないと乾燥のスピード、つまり老化のスピードも速まります。老化が早まれば死への最短コースを選ぶことになってしまいます。これらの理由から一生健康でいるために、問題を解決して健康を取り戻すために、第一に水がどれだけ大事なのかということを、第二に体内のさまざまな機能と役割を、第三に恒常的な水不足が人間の健康にいかに影響するのかを、そして最後にこれらを克服するための解決策が何であるのかをよく理解する必要があります。

水と塩は人体にとって一番大事な栄養素、高品質なものを選び摂取しよう！

人体の約75％は水です。この水は細胞液であると同時に、細胞同士の間を埋める溶液でもあります。つまりすべての細胞は体内の水分に浸《ひた》っているのです。そして、この細胞液は海水と同等の成分でできた「塩水」です。

体における「浸透圧」と呼ばれる現象は、細胞液と細胞外液との塩分濃度の違いによって生まれます。水と塩はともに体内の水分量のバランスをとるために欠かせない物質で、その仕組みについては後ほど説明します。

水は喉が渇いたときに口を潤すために、塩はお料理に味を加えるためだけに存在しているものではありません。**水と塩は人体にとって一番大事な栄養素なのです。**この栄養素を体が必要な量と品質で摂取する必要があります。水と塩を必要なだけ摂取しないと、体のバランスが崩れます。水と塩の欠如によって発生するエネルギーおよびミネラル不足をほかの物質によって補う方法はいまだに発見されていません。それにもかかわらず、産業化に伴って最も欠如している栄養素は、この二つなのです。もし基礎が完全でなければ、どんな優れた建材を使っても、しっかりとした建築物を建てることはできません。現代社会において健康が脅《おびや》かされている最大の理由は基礎となる水と塩の品質が低下し、かつ摂取量も減ってしまったことにあります。自分自身と社会の健康をもう一度取り戻したいのであれば、毎日必要となる水と塩は高品質なものを選び、かつ必要な分だけ摂取する必要があるのです。

本書の流れを最初にご案内しておきましょう。

第1部では近年の調査で証明された学術的な根拠のもと、体における水の役割を説明します。そのあとに体が長い間、恒常的な乾燥に悩んできた場合、それをどのように表現するのかを探っていきます。そして、体が出すこのサインに私たちが気づかず、体内の乾燥が改善されることなく続いてしまった場合、体内に溜め込んでいる残り少ない水を、体がいかに使おうとするのか、その仕組みを解説します。

次に体が出している警告サインにさまざまな「病名」をつけて介入し、私たちの健康を後戻りできない形で壊していく現代医学の弊害について述べます。

第2部では、生物の体における塩の重要性を説明します。そして体にとって本当に必要な塩とは何か、私たちの食卓に並び、長きにわたって「塩」として信じてきたものが体にとって良い物なのか？　という疑問について答え「本物の塩」がどのような特徴を持つのかを明らかにします。そして、第3部では、古くから治療に使われてきた「塩水療法」をご紹介いたします。

第2章

製薬業界が教えたくない〝水〟という最高のクスリ

体はどれほどの水を必要としているか？　喉の渇きの感覚は20歳を過ぎると失われる！

喉が渇いたときに水を飲んでいただけでは、体が必要とする水を十分に摂取しているとは言えません。体が1日に必要とする水の量は、体重1キロ当たり30ミリリットルであると知られています。経済的な豊かさとともに、人間が水の代わりに摂取する飲料は、その種類も量も日々増えています。特に都市部における水以外の飲料の消費が特徴的です。水の代わりに、水以外の飲料を飲むことは、人体が必要としている水の量を逆に増やしてしまいます。甘いジュースを飲んだあとに喉が渇く経験をしたことがあるでしょう。こういった嗜好《しこう》性が強く依存性のある飲料によって、人々は本当に必要な水から遠ざかります。私たちの大きな誤りはここにあるのです。

もしかすると、次のような疑問を持つ方がいらっしゃるかもしれません。「私は普段水をあまり飲まないが喉は渇かない。喉も渇いていないのに水を飲む必要があるのか？」と。**20歳を過ぎた頃から、人間は喉の渇きという感覚を失っていく**のです。水の需要をコントロールするのは成長ホルモンです。成長期の終わりとともに成長ホルモンが減少し、脳は「喉が渇く」というサインを出さずに乾燥を違う表現で表します。


体の乾燥を知らせる二つのサインがあります。
1、一時的な水分補給を求める喉の渇き
2、恒常的な内臓や体全体の乾燥を知らせるさまざまなサイン

実際には二つとも、体が水を必要としていることを知らせるサインです。体は二つの乾燥状態を異なった表現方法で訴えます。なぜならば、一時的な乾燥と、長い間乾燥が繰り返されたことによる乾燥は別の現象だからです。

脳による一時的な乾燥を知らせるサインは「喉の渇き」となって表れます。しかし、歳を重ねるにつれ、喉の渇きと空腹の違いは小さくなっていきます。脳にとっては、渇きであれ

空腹であれ、どちらも体内のエネルギー不足を意味するからです。長い間、水を飲んでいなかった人は、この違いが感じられなくなります。逆に子供の頃から十分に水を飲んできた人たちは、喉の渇きと空腹の違いがどんなに小さくても感じ取ることができます。

長い間、水を飲んでこなかった人や、水の代わりにほかの飲料を飲んできた人が、喉は渇いていないと思い込んでいること、そのために水を飲みたいと思わないことに驚いてはいけません。このような状態の人たちは「まったく水を飲みたいと思わないんだ」「あまりたくさん水を飲めないんだ」と体の要求を退け、ますます自分の体を乾燥させているのです。

必要とすることと、欲することの違いを正しく理解しなければなりません。行きたくなくても仕事に行かなければならないように、水を飲むということも同じなのです。飲みたくなくても飲みたくなくても、体に必要としている水を与えるべきなのです。正当な理由もなく会社を休めば、仕事において支障が生まれるのと同じように、理由があるにせよ、ないにせよ、十分な水を摂取しなければ健康において危険が生まれるのは当然なのです。それに対してこのままだと破綻《はたん》することを、体は私たちに親切に教えてくれます。私たちがしなくてはならないことは、この警告サインを正しく理解し、正しい答えを返してあげることです。

このことに関する知識の欠如によって、私たちは、体が本当に必要としているものを単なう「自らの欲求」に変えて、本当に体が求めているものから日々かけ離れていってしまうのです。なぜならば、体が本当に必要としているものは何億年という進化の過程で獲得された機能であるのに対して、私たちの欲求は社会的な働きかけ、特にテレビコマーシャルなどによって左右されているからです。私たちの間違いの原因として二つのことが挙げられます。

一つ目は、水と加工飲料水の違いを知らないことにあります。これらの飲料を飲むと、私たちは自分自身と脳を騙《だま》すことになります。そして水を飲むことは頭にすら浮かばなくなるのです。

二つ目の原因は飲み物よりも食事の方が私たちの欲望を刺激するため、どうしても食べることに傾いてしまう点です。水を飲まないと、脳は水を必要としているサインを出し続けます。それは、何を食べても、何を飲んでも、体が必要としている水が摂取されない限りやむことがありません。体内のさまざまな器官から届くエネルギー不足の訴えを脳は私たちに知らせようとするのです。

「水を飲んだ」と錯覚させる水以外の飲料の危険性、カフェインやアスパルテームの恐ろしさ

甘い加工飲料を飲むと、喉の渇きがよりいっそう増したことに気づきます。これらの飲み物を飲むと脳がエネルギー不足の解消を知らせる指令を各組織に送り、内臓が動きはじめます。しかしこれは脳の誤作動で、間違った指令です。体内で水を使うすべての仕組みが始動しても、そこには肝心の水がないからです。さらに、これらの飲み物は腎臓の尿生成を活発化し、体内にあった水をも外に出してしまいます。これこそ糖類（特に人工甘味料）の入った加工飲料を飲んだあとに、いっそう喉が渇く理由です。飲んでも渇きが解消されないこれらの飲料は、「もっと飲みたい」という欲求を起こさせ、私たちの体内の水を奪い、エネルギー不足を加速させる悪いサイクルをもたらします。

加工飲料もほとんどが水で構成されているのにもかかわらず、体がこれらの飲料を飲んでも、少しも水を摂取したことにならないということに疑問を感じる方もいらっしゃるかもしれません。しかし、これは真実なのです。

海から始まった生態系は、何億年もかけて水と塩の助けによって進化してきました。人体の根幹となる機能についても、水と塩が調整します。そのためどんな飲み物も水の代用品とはなれないのです。そしてまた、現代社会に蔓延《まんえん》しているカフェインを含む飲み物は、社会の健康に危険をもたらしています。特に子供たちや若者には、カフェインを含む飲料への依存傾向が強まっています。多くの人々には「水の重要性」への知識がなく、未来ある人たちの健康を危険にさらしている状態が続いています。

私たちの多くは紅茶やコーヒーにカフェインが含まれていることは知っており、これを子供には飲ませないようにします。しかし多くの若者が愛飲する有名な加工飲料やこれらに似た飲料にも含まれていることを知っている人はどれくらいいるのでしょう。実際には330ミリリットルのコカ・コーラの中には45ミリグラム、ペプシ・コーラの中には37ミリグラムのカフェインが入っています。アメリカでのこの二つの飲み物の市場シェアを見ると、不思議な現象が浮かび上がります。アメリカ市場でのコカ・コーラのシェアは48・2%、ペプシ・コーラのシェアは35・9%です。カフェインは直接的に神経と脳に働きかけるため依存が起こります。上に挙げた数字は、この現象をわかりやすく証明しています。カフェインを多く含んでいるほど、依存性も強いのです。市場シェアも飲料におけるカフェイン含有量に比例して増えると推測できます。

カフェインは一部の植物が自然の中で生き抜くために生み出す毒です。カフェインを摂取したすべての生物の神経は衰弱します。この理由はカフェインが学習能力と記憶に関わるPDE酵素（シグナル伝達に重要な役割を果たす）の生成を阻止するためです。生物は、カフェインを摂取するとリラックスし多幸感に包まれます。そして自然界での闘争本能と自己防衛本能を失い、簡単に敵の餌食《えじき》となるのです。

カフェインは脳に直接届いて依存を起こすとともに腎臓にも影響を及ぼしながら、体の尿生成を活発化させます。コーヒーを飲むとトイレに行きたくなる経験をされたことがあるでしょう。こうしてカフェインをたくさん含んでいる飲料を飲めば飲むほど体はそれから何も得ることなく、水分をそのまま外へと出してしまうのです。これこそ加工飲料が際限のない喉の渇きを発生させる原因なのです。喉の渇きを増長させるだけならまだしも、一番の危険はこれらの飲料を飲んだ人たちが、自分は十分に水を飲んだと勘違いして本当の水を摂取しなくなることです。さらに体は必要な水を得られないとサインを送り続けます。この要求に対して「空腹だ」という間違った解釈をし、水以外の食物を摂取してしまえば問題はさらに深刻になります。満腹を感じる感覚さえ麻痺《まひ》し、余分な栄養素を摂り過ぎてしまうのです。若い世代の肥満や健康問題が増えている原因の一端は、ここにあります。こうして喘息《ぜんそく》やアレルギー、そしてがんが若い世代の健康を脅かすのです。

最も残酷なことは、今やこれらの飲み物が病院や学校にまでも浸透していることです。このことに関する知識の欠如が、一部の人を富ませる一方で、社会において「病気は運命だ」という認識の広がりをもたらしているのです。今やヨーロッパでは、ほとんどの病院で患者たちに、これらの飲料が与えられています。その結果として、現代病として知られている高血圧、喘息、がん、偏頭痛、腰痛などが、毒キノコのように繁殖しているのです。人々は体の乾燥が原因で病院に行き、病院では渇きを増長させ、体内の水分を奪う飲み物が与えられます。ここに、医療がどれほど本来の目的から離れてしまっているか、どれだけ中心軸を見失いつつあるかを見ることができます。今こそ健康の主導権を私たちが握る時なのです。

私たちは当然のごとく医者に期待を寄せました。しかし医者が、人間と人体を理解することよりも、薬を売ることに熱心であるとは、予想することもできませんでした。1日に3リットルの加工飲料水を飲んでも体が乾燥していることは多くの人にとって意外でしょう。この単純なメカニズムを学者が解けなかった、あるいは伝えようとしなかったために、私たちは操られるがままに医療産業の犠牲になろうとしているのです。

人体に水を取り込むためには天然塩の助けが必要となります。（水を飲むだけでは十分ではありません。このことについてはナトリウム－カリウムポンプの節で扱います）しかし医者たちは私たちにできるだけ塩を摂取しないようにと、そうでなければがんになると忠告します。ましてや高血圧の人には「減塩するように」と、厳しく言います。このように述べる人は、本当の塩が何であるのかを、天然塩と精製された塩との違いを、そして塩が体においてどのような役割を担っているのかを知っているとは到底思えません。

今日の産業化社会における「病気の蔓延」以外の大きな問題は、若い世代や子供たちの学校における集中力の欠如です。子供たちの集中力の問題を解決するために、社会面、精神面、教育面での対策が考えられていますが、誰も大量かつ多品種のカフェイン含有飲料から子供たちを守ろうとしません。自由主義社会において、どう生きるかは個人が決めるべきだという言い訳を盾に子供たちを巨大な企業の目の前に、ぽつんと放り出しています。実際には政府が子供たちをこのような危険から守らなくてはいけないはずなのに……。私たちはカフェインを含む飲み物が、若い脳には害であることを子供たちに教えなければならないのです。

1980年代初頭に飲料産業界は、それまで使っていた甘味料サッカリンの代わりに、アスパルテームという化学甘味料を開発しました。アスパルテームは普通の砂糖の180倍の糖度を持ちながら、ゼロカロリーなのです。アメリカの健康機関から「健康に害はない」という太鼓判が押されてからというもの、今では皆さんの頭に浮かぶ多くの加工食品に使われ当然のように、特に飲料産業においては砂糖に代わる画期的な甘味料として扱われています。この物質に対して、近年特に若者の間で広まっている、「黄斑変性症《おうはんへんせいしょう》」と呼ばれている目の病気(ひどい場合には失明の危険もあります)との関連性が指摘され、近年ますます拡がりつつある脳腫瘍《のうしゅよう》や精神的な病気の数々も、このアスパルテームの消費との関連が疑われています。

このことについてバトマンゲリジ氏はこう述べています。「**カフェイン同様、アスパルテームも脳内の貯蓄エネルギーを蝕《むしば》みます。**カフェインがATP（アデノシン三リン酸）をAMP（アデノシン一リン酸）に変換するように、アスパルテームはGTP（グアノシン三リン酸）をGMP（グアニル酸）に変換します。AMP、GMPどちらも空腹の原因となるエネルギー成分を使うため、新たなエネルギーを生み出すために空腹を感じさせます。AMPが空腹をもたらすということは、今日において学術的に証明されています」食品・飲料産業界は砂糖の害をアピールしながら、商品に砂糖が含まれていないことを自慢げに表記します。しかし実際には人工甘味料と比べれば、最も害のない甘味料は天然の砂糖なのです。

オフィスや自宅で座ったままの作業が多い人が、このような飲み物を飲むと空腹感が増すため、必要以上に食べてしまいます。肥満の最大の理由の一つはこれなのです。

人間は長いこと水を飲まないと脱水症状として知られる、体の乾燥に直面します。私たちはこの現象を、「体の乾燥」または「恒常的な水不足」と名づけます。これは自然界の法則と同じです。つまり体の恒常的な水不足による乾燥は、体の砂漠化ということなのです。

体は、このように抵抗できない状況のまま恒常的な乾燥にさらされると、この苦痛をさまざまな形で表現します。体が乾燥していることを知らせるこの警告は、乾燥が起こっている部位、つまりは内臓や、その度合いによって変化します。これらの警告も、体が水を必要としていることを知らせるサインなのです。しかしこのサインは体の乾燥を知らせる以上に、人間の生物的なバランスが崩れていることを伝え、すぐに対処をする必要があることのサインでもあります。

「痛み」の役割とは、体が乾燥しているサイン！

体の恒常的な乾燥を余儀なくされる危険に対して、生物は早期警告と、体内に溜めてある水の効率的な利用に関するメカニズムを発達させました。悲しいことに、**体が乾燥に対抗して生み出したこのメカニズムとサインは、医学によってそれぞれ病名がつけられてしまいました。**この学問の過ちは健康な体を崩壊に導きます。これらのサインは、生物が何百万年もかけて生命を守り、つないでいくために発達させたメカニズムなのです。それを病気と称して、体に無理な要求をすることは間違っています。泣いている赤ちゃんの口をふさいだり、危険を知らせている警告灯を覆い隠したりして、そのまま放っておく人はいないでしょう。これらは考えられる最も罪深き行為だといえます。泣いている赤ちゃんの口をふさいで放っておけば、その結果は悲しいものとなるのと同じように、私たちの体もそうなのです。私たちは自らの手で寿命を縮めていることになるのです。痛みは、もしかすると私たちの最高の友なのかもしれません。痛みが発生しているところで、何らかの問題が起きていることを私たちに知らせてくれるのですから。

今まで痛みが体の問題を知らせるサインであるという真実は公にされてきませんでした。私たちは生命を託す大切な自分自身の体を正しく理解するために体の中から私たちに送られるサインを、病気としてではなく、忠告を与えてくれる良き友人としてとらえる必要があるのです。「痛み」は私たちが何かを間違っていることを、気づかせてくれます。この「痛み」を病気として殺そうとする医療は、しばしば、私たちを間違った道に誘う危険なものであることを理解する必要があります。

医学は常に病気を気にかけ、すでにある健康についてあまり語ろうとしません。そして恒常的な水不足によって発生するサインに何千もの名前をつけた上に、それぞれに処方する何万もの薬を開発したのです。この過剰なシステムに溺《おぼ》れないためには、体が乾燥の危険に対して発達させた免疫のメカニズム、水が果たす役割との関連性を正しく理解する必要があります。なぜ陸上の生物、さらに言えば人類はこのような複雑な警告の免疫のシステムを発達させなければならなかったのでしょうか？　体に及ぼす水の機能を理解すれば体系的かつ恒常的に水を飲むことが効果的であることもおわかりいただけると思います。

水の体における役割

1、細胞液を構成する（細胞液は75％が水です）。

2、細胞間のすきまを埋める：細胞が浮かぶ細胞外液は95％が水でできています。塩分濃度は細胞液より薄く、なおこの濃度は一定ではありません。

3、血液細胞を運ぶ役割：血液の94％は水で構成されています。血液の循環は、酸素やその他の栄養分を体の隅々まで届けることや、細胞の代謝によって排出される老廃物を運ぶ働きを持っています。水の運搬機能は血液細胞のみならず、体のすべての運搬が水によって行われます。

4、内蔵や小器官における接着剤：細胞同士を結びつけ体の形成を補助しています。

5、エネルギーの生産：体内を自由に巡り、何らの物質とも結びついていない水分子は、細胞膜から細胞内に入る際にエネルギーを放出します。特に脳や神経は、このエネルギーによって動いています。細胞が栄養素からエネルギーを得ることはよく知られていました。しかし実際には細胞はエネルギーを体内の水分子から得ているのです。

6、浸透圧を生み出す：細胞におけるすべての物質交換は浸透圧の力によって行われます。浸透圧は細胞外液と細胞液の塩分濃度の違いによって発生します。

7、物質の加水分解：加水分解とは、ある物質が水と化学反応を起こして分解されることです。これこそまさに、食べ物を体に役立つ形に変える水の役割です。水が体内になければ、栄養素は細胞内に入ることさえできないのです。

次のような疑問を持たれる方がいらっしゃるかもしれません。「もしも体が固体の食物からエネルギーを生み出せるのなら、水は必要ないのではないか……」と、この考え方の一つ目の問題は、食物の加水分解を促す水がなければ栄養素は細胞に取り入れられる形にならないことです。二つ目は、生み出されたエネルギーの20％のみが脳に届き、残りは体内に脂肪として蓄積される点です。最大とも言える三つ目の問題は、固体の食べ物がエネルギーを生み出す際に出す老廃物、つまりは毒素の排出です。これらの老廃物は細胞および体にダメージを与えます。そのため害のある物質を排出する必要があるのです。現代社会の深刻な問題であるがんも、排出されない老廃物が引き金となって引き起こされます。そして、**この毒素を外に出すことができる物質は、ただ一つ、水なのです。**水がないと、あとで詳細に説明するように、体は最も重要なタンパク質の貯蓄を切り崩しながら、毒素を中和させようとします。ただしこれは永遠には続かず、関節や骨の痛みの原因となるのです。

体内乾燥のメカニズム――「がん」と呼ばれる突然変異も体内の水不足から！

恒常的な水不足と向かい合わなくてはならない体は、さらなる乾燥を防ぐために、乾燥している部位の働きを抑えようとします。その目的はエネルギー消費を減らして時間稼ぎを行うことです。このエネルギーの減少は痛みとなって、体内の乾燥を知らせるサインとなりますが、これらのサインを「病気」として判断してしまうと、私たちは根本的な問題解決にたどり着くことができなくなります。

痛みは体内の乾燥を訴える警告で、脳に対して対策を練ることを要求します。すると脳は水不足に苦しむ臓器の働きを抑えながら、エネルギー需要を減らすことで、固体からのエネルギー生産を阻止しようとするのです。

乾燥の経過は人によって異なります。乾燥している臓器とその度合いによっても、体が外に出すサインも変化します。このサインは、初めの段階ではストレスという形で表に出ます。乾燥が続くと、さまざまな臓器が痛みを訴えます。そして最後に痛んだ細胞は自らだけが生き延びるチャンスを得るために、突然変異を起こします。その現象を私たちは「がん」と呼んでいるのです。

水不足がもたらす精神的な影響――イライラは恒常的な乾燥のサイン

体内が知らぬ間に乾燥に侵されると、大抵の場合、ストレスを感じ攻撃的になります。水不足は生命を脅かす危険であるため、生物はストレスを感じるのです。これは動物においても見られる現象で、水を求める動物たちはイライラと攻撃的になります。また、朝起きるといつも体がだるいという人は、就寝中の呼吸によって失う水分をうまく補給できずに水不足に陥っているのです。

こうした現象は体が私たち自身に送ってきたサインであると同時に、体内の水不足が短期、長期にわたって人間の生理機能に対して、いかに影響を及ぼすかという表れでもあります。切り株が乾いているときと、潤いを含んでいるときとで異なるように、生物の生態も変化を見せるのです。体が感覚的、精神的にどのように水不足を訴えようとするのか、次のように挙げることができます。

・急激な運動や力仕事をしない状態での恒常的な疲れとだるさ
・睡眠障害（朝起きられない）
・原因のわからない恐怖感と精神不安定
・必要のない怒りやいらつき（感情のコントロールができない）

人体の、特に脳の主なエネルギー源は水であると説明しました。**体内で生じる恒常的な水**

不足に対して、最も影響を受けやすいのは脳なのです。そもそも脳は生命に対する責任を負っているため、生命の存続を脅かすような危険に対しては、意図せずともストレスを感じてしまうのです。このストレスは、生命の危険に対する不安から生まれます。そして、すべてのサインの目的は、脳自身が宿る生物を動かして、水のある場所に行き着かせることなのです。このサインの中で最も重要なものの一つが、原因のわからない恐怖感です。人間が感じる、この得体の知れない恐怖は、生物が乾燥と戦わなくてはならない生命の危険から生まれます。私たちが意識しなくても、乾燥と戦う恐怖を古い昔から脳は知っているのです。

脳が発する二つ目の重要なサインは、体が感じる恒常的な疲れとだるさです。力仕事や激しいスポーツをしていない状態で体が感じる疲れやだるさ、脱力感は体の乾燥を知らせるサインです。体を動かすエネルギーが体内になければ、さらなるエネルギー消費を防ぐために脳が対策を講じます。「脱力感」は人間がエネルギーを消耗する行動を防ぐためにとられた表れなのです。

これに対し医者や心理学者は異なる解釈をします。しかし人間はまず生物学的な存在であることを認識しなければなりません。私たちの精神状態の変化のほとんどは、体内の物質交換の影響を受けます。例えば私たちは、海に入るとリラックスし、お酒を飲むと酔っぱらって周りの動きが見えなくなり、コーヒーを飲むとトイレに行きたくなります。同じように、水を飲まないと疲れを感じるのです。

ストレスや恐怖とともに表れるサインは、性的障害、睡眠障害、摂食障害さらにひどい場合には自殺願望にまで至ります。また、甘みや刺激の強い炭酸飲料、タバコやアルコール依存、その他の依存性の高い物質への異常な執着などがあります。これらは、水不足を心配した脳によって引き起こされる現象です。似たような現象が、干ばつ状況下の動物においても観察することができます。私たち人間も所詮《しょせん》は生物的存在で、水のない荒野に放っておかれればパニックを起こします。発達した産業社会が、この内なる干ばつの状況を見えにくくしているだけなのです。

「痛み」の正体は病気ではなく自己防衛メカニズム

「痛み」は体が自らを守るために生み出した一つの警告システムで、体内の危険箇所を私たちに教えてくれます。痛みが細胞膜にある受容体を介して認知され、神経回路を伝って脳に届けられます。脳はこの痛みを評価分析して必要な指令をまた神経回路を通して各組織に伝えるのです。簡単な例を挙げてみましょう。高温に熱せられた物に手が触れた場合、それを感知した脳は反射的に手をそこから離させるでしょう。これは重要な自己防衛メカニズムが働いている証拠です。外からの刺激に対して、「手が熱い！」と感じ、反射的に手を引いて火傷《やけど》を防ぐように、体内から発せられる原因のわからない痛みに対しても同じように対処しなくてはなりません。

もしも私たちが、これらの警告を正しく理解せずに、**「痛み」を単なる病気としてとらえ病院に駆け込めば、処方された薬によって痛みを発している器官を制御するだけとなってしまいます。**そしてこの行為は、体内の問題を日々、解決ができない状態へと近づけてしまうのです。

「痛み止め薬」はどのように作用するのか？　薬は体内の水をさらに奪ってしまう！

痛み止め薬は通常、神経回路に影響を及ぼしながら、脳が痛みを感知することを阻止します。これらはオピオイド系のものと、そうでないものに分けられます。通常非オピオイド系の薬は痛みをコード化し受容体を制御して、痛みが脳に届けられることを阻止します。（このグループに分類される主な薬：アスピリン／ASS、パラセタモール、ボルタレン／ジクロフェナク、イブプロフェン）

オピオイド系は、受容体を制御するだけでなく神経をも制御し、脳が痛みを感知することを阻止します。もちろんこれらの薬は、どの受容体を、またはどの部位を制御すればいいのかを知りません。効果を出すために、体中すべての痛み感知機能を制御します。頭痛を和らげるために飲んだ痛み止めが、同時に体内の他の痛みをも和らげるのは、このためです。この現象は、電話中にコードが切断されることに例えられます。コードが切断されればお互いの想《おも》いを理解することができなくなるように、痛み止め薬も体のすべての部位の受容体と脳とのコミュニケーションを切断してしまうのです。

今、体から発せられた水不足の警告である「痛み」の本質を理解せずに、痛み止め薬を飲んでしまうことのリスクをご理解いただけたでしょうか？

さまざまな所で、体が思っている以上に多くの水を必要としていることを聞いたことがあるかもしれません。特にヨーロッパではこの知識は、ますます拡がりを見せています。しかし、まだ知られていない事実があります。人間は長い期間、水を飲まないとどうなるのか？それはどのような異常を引き起こすのか？　体は恒常的な乾燥を脳にどのように知らせ、死から守るためにどのような自己防衛メカニズムを働かせるのか？　これらの問い掛けに対する答えはまだ出はじめたばかりです。

お腹がすいて泣いている子供に、必要な食事を与えずに、口をふさいで泣くことを止めても問題が解決しないように、痛み止め薬を飲んで「痛み」の口を封じても、その原因は存在し続け、さらに増していきます。なぜならば、これらの薬は体内の水をさらに奪い、問題を大きくするからです。

何十年もの間、体の助けを求める叫び声は医学によって誤って解釈され、その口はふさがれてきました。この誤解が単なる知識の欠如によって生じたとは考えられません。原因は製薬産業が何十年にもかけじわじわと、時には力ずくで自分たちのテリトリーを拡げてきたことにあるのです。

長い間水不足の状態にある体は死を防ぐためにどのような作用をするのか？　その作用が外からはどう見えるのかを考えてみましょう。なぜならば人間を死に至らせる最大の原因は、ここにあるからです。もしも私たちが健康になりたいのであれば、このシステムを正しく理解する必要があります。そうでなければ体と生命の敵ともなる薬によって、体を救うことができないばかりか、死へと近づいてしまう過ちを犯すことになります。

脳は生物の完全な乾燥、つまりは死を防ぐために、体内に貯蔵されている水を最も効率的に使えるよう、さまざまな対策を取ります。このうちの一つとして、水が体内で不足している場合、消化された食物が大腸を通る際に水を一滴も外に出さないように器官に指令を出すことが挙げられます。もちろんこれは体内のさまざまな活動が自然に行われることを阻止します。腸が長い期間の体内の水不足に対処するため、脳の指令に従うと、消化物が詰まり、溜まってさまざまな病気やがんの原因になります。特に加工飲料の害によって、消化器官のがんが増加している理由はここにあるのです。このような問題のいくつかを、人体に及ぼす影響の度合いによって、詳細に見ていきましょう。

第3章

体内の水不足と病気(高血圧やがん)には密接な因果関係がある!

高血圧には水と天然塩が必要な理由

高血圧を理解するためには、まず血液の循環がどのように行われているのかを理解する必要があります。血液は心臓によって体の隅々まで送り出され、肺から得た酸素と、小腸から得た栄養素と水をすべての細胞へと運搬します。この働きは「動脈」が担っており、動脈はエネルギー源である酸素と栄養素を運ぶパイプとして心臓から体中に張り巡らされています。一方で「静脈」が果たす役割があります。静脈は体の隅々の細胞から物質交換の際に出る老廃物を、体の外に排出するために経由される臓器に届けます。これらの老廃物は毒素でもあり、毒素が細胞から排出されないと細胞のpHバランスが崩れ健康に大きな影響を及ぼします。

がんの原因として最も大きなものは細胞のpHバランスの崩れであると言われています。このpHバランスが酸性に偏ることは、体全体や細胞の免疫力の低下と機能の停止をもたらします。こうした事態にならないように、毒素を排出する役割を「静脈」が果たしているのです。

この血管による血液の循環は「血圧」によって行われます。「血圧」は心臓が血液を送り出すために必要とする圧力です。血液の量によって変化する圧力に対応するために血管は柔軟性の高い作りとなっています。血管にある血液が物理的に減ると、血管もこれに合わせて細くなり、逆に多ければ血管は太くなるのです。血管の拡張と収縮は風船に例えることができます。風船に空気が入れば入るほど風船は膨らみ、体積も増します。空気を抜けば、抜けた空気の分だけ風船は小さくなります。通常、動脈における圧力は、静脈における圧力よりも高くなります。「血圧」は、以下の要素によって変化します。

・血管中の血液量
・血管の太さ
・心臓の力

血管の太さは、ほかの要素の中で一番大きな要素であり、当然のことながら内部を流れる血液量によって決まります。血管が細ければ細いほど、収縮した血管内の流れが滞るために血圧は上がります。血管が太くなればなるほど、血圧も下がるのです。この現象は生物においてのみならず、物理的な現象であり、すべての構造において同じことが起こります。

医学は血管のこの変化を、体内の複雑な制御メカニズムと結びつけて考えます。そして最も重要なこと、つまり血管を流れる血液量が血管の太さにどう影響するかについて、一向に考えようとしないのです。一番理解しがたい点は、高血圧に対して処方される薬は、この現象を踏まえて生産されていることです。例えば、一部の薬は血管を拡張させることによって血圧を下げようとします。

体のエネルギー需要の変化によって血圧も変わります。例えば、「走る」と増大するエネルギー量を補うため心臓の鼓動が早くなり、血圧も上がります。走ることによって必要になった酸素を多く運ぶために、血管内を流れる血液の速度が上がり、通過量が増えるために起こる現象です。このような場合、走ることをやめれば血圧は元に戻ります。なぜなら増加した酸素需要は一時的なものだからです。

これに対して高血圧は恒常的な現象です。これは、どういうことなのでしょうか？

仮に体が恒常的な水不足に耐えなければならない状況にある場合、「脳」は体内に貯蔵された水を効率的に使う仕組みを発動させます。体内の一部の器官や部位から水を吸収し、生命を左右する自分自身（脳）やその他重要な器官に水を分配します。ただし緊急時に発動される対策においては、脳は十分な量の水を吸収し、分配することができません。法則に従い以下のような割合で水を吸収し、重要な器官に分配するだけです。

・細胞液の66％
・細胞間を埋める体液の26％
・血液中の水分の8％

を吸収して、ほかの器官に分配します。（バトマンゲリジ氏の著作より引用）

このような状況において体全体の血液量は8％減少し血管も収縮します。物理的な法則に従って、血液量が減った血管の直径も小さくなるのです。しかし体のエネルギー需要には変化はないため、心臓は乏しくなった血液で体の隅々に酸素や栄養素を届けなければなりません。そのために血圧と心拍数が上がるのです。

血管内の血液量の減少とともに収縮した血管に血液を送り込まなければならなくなり、必要となる圧力が増します。さらに血液中の水分量が減ったために血液が濃くなってドロドロ状態になり、流れが悪くなります。こうなってしまうと心臓の負担は増すばかりです。バクバクと音を立てて必死に心臓は血液を送り出しますが、酸素供給が十分に行われないために息苦しさを感じる状態に置かれてしまうのです。これが高血圧の正体なのです。

高血圧は通常30歳以上の人によく見られます。その理由は体内の水分量が20歳を超えると徐々に減っていくためです。現代社会において、日々高血圧の患者数が増え、発病年齢も若くなってきています。多くの人が十分な量の水を飲んでいないためです。

もちろん、理由はほかにもあります。栄養の偏りや運動不足、環境汚染、アルコールやタバコ、コレステロールなども、その要因として挙げられるでしょう。十分な水が体内にない状態でこういったストレスにさらされると、私たちの体は持ちこたえることができません。

今でも、医学界においては塩の摂取も高血圧の要因であると言われています。前にも述べたように、これは間違っています。なぜならば社会はいまだに天然塩と人工的な塩化ナトリウムの違いを理解していないからです。これには医者も含まれます。

体には栄養素となる「本物の塩」が必要不可欠なのです。「本物の塩」を適量、毎日摂れば、体内の水分調節、エネルギー交換がスムーズに行われてpHバランスを整え、体を暖め、私たちは元気になることができます。

体内に十分な量の天然塩が摂取されないと、水を蓄えることができずに体が乾燥し、活力を失ってゆっくりと死に近づいていきます。このことをあまりに多くの人が知らないがため、不必要な医療費が膨大に発生していると、私は考えています。

何億年もかけて降った雨によって地上にあったミネラルが海に運ばれたことによって、海水には自然界におけるすべての水溶性の物質が含まれています。

天然塩は数十種類のミネラルを含んでいます。人体には、この塩が必要なのです。何年もの間、この真実を多くの人が知らずにきました。その理由は天然塩と他の物質（ミネラルを含まない塩化ナトリウム（NaCl）の味が似ていたためです。しかしこれは似て非なるものなのです。比較すると塩化ナトリウムのどぎつい味に対して天然塩がいたって優しい味であることに気がつきます。この差に一番敏感なのは子供たちです、優しく甘みさえ感じる本物の塩の方を、子供たちは「美味《おい》しい」と選ぶはずです。

なぜ高血圧の人は天然塩、特にヒマラヤ産クリスタル岩塩を摂取しなければならないのでしょうか？　なぜならば、水は塩なしには体や細胞膜の内部に入り込むことができないからです（このことについては第2部で説明します）。水だけではなく、体内のほとんどの物質交換は浸透圧によって可能となり、この浸透圧は塩によって生み出されます。塩がないと細胞の物質交換は止まり、生命が失われます。病気の原因となる体内の乾燥を止め血液中の水分量を増やしたいのであれば、**水を飲む必要があるのと同じく、水を体の隅々に届ける役割を果たす「天然塩」を摂らなくてはならない**のです。体内の水分量、細胞における物質交換、それを生み出す浸透圧、すべてが体内に摂取された天然塩によってコントロールされているということです。水と塩が一緒になることで体内の水分量を調整します。どちらか一方が欠けたり不足すると体内のバランスが崩れ、この調節機能が失われます。

それにもかかわらず一部の高血圧の薬は、血中の水分と塩分を尿によって外に排出して血圧を下げようとします。医学が、そして医学が作り出した薬が、どれほど間違った道を進んでいるのかを、この例から見て取ることができます。

これらの理由から、十分な量の水を計画的に飲むと短期間で高血圧が、日常生活から消えてなくなることが確認できます。なぜかといえば、十分な量の水を摂取すると、血管を流れる血液量が正常に戻り、血管も自然と拡張するからです。

二つ目の理由は、体が最も自然な方法、つまり水によってエネルギーを生み出すため、血液の循環速度も自然と正常な状態に戻ることにあります。水と塩はともに体内の水分量を調整します。天然塩を摂取しないと、この調節機能が失われます。

高血圧の症状

高血圧であるかどうかは、血圧を測ってみない限り簡単にはわかりません。こうした理由から、たちの悪い危険として認識される高血圧は、長い時間をかけてさまざまな器官に影響を及ぼします。

高血圧のサイン

・めまいや目の見えづらさ
・原因不明の鼻出血
・頭痛
・胸（心臓の上）のさしこみ
・呼吸の間隔が短くなる

高血圧患者に処方される降圧剤の危険性をわかっているか？

高血圧によって以下のように、さまざまな器官に障害が発生します。

・慢性的な倦怠感《けんたいかん》
・気管支炎
・動脈硬化
・脳機能の低下、小脳および大脳における脳出血
・腎障害（腎臓の不快感）
・心臓障害、冠動脈の病気、心臓の左側の壁が厚くなる左室肥大
・視力の低下

高血圧は、いくつかのリスク要因と重なって「心臓発作や脳出血」などの深刻な問題を引き起こします。そのリスク要因は、以下の通りです。

・喫煙習慣
・食習慣

・運動不足
・ストレス
・薬

驚くべきことですが、医学では高血圧の原因は解明されていません。原因がわからないため、解決策もわかっていないのです。単にさまざまな種類の薬を使って血圧を下げる努力のみが、なされています。これらの薬は、体のいくつかの器官の働きを制御しながら、血圧を下げます。薬を飲んでいる方は、取扱説明書を注意深く読んでみると、どのような副作用があるのかをわかっていただけると思います。

ただし、ここで「副作用」という言葉に注意していただきたいと思います。あたかも副作用はあって当然のもののように説明されますがこれは正しくありません。**「副作用」という名目で語られているものは、血圧を下げたときに体内に起こるほかの「健康上の障害」として認識されるべき**なのです。例えば、ある薬が血圧を下げると同時に、心臓障害にもつながるとすれば、これは副作用としてではなく、後戻りできない体への破壊作用として理解しなくてはなりません。

降圧剤の副作用――さらなる水不足の悪循環を引き起こす！

降圧剤の第一のグループは「ベータブロッカー」と呼ばれ、心拍数を下げながら、心臓の働きを制御することで血圧を下げます。この状況においては、体内の酸素や栄養素の供給が十分でなくなるため、恒常的な疲れが見られます。それと同時に、心臓に合わせて動く肺にも負担がおよび気管支炎発生の原因となります。

第二のグループに分けられる薬は「チアジド系利尿薬」と呼ばれ、腎臓の尿生成作用を向上させながら血液中の水分量を減らそうとします。血液中の水分量が減ると、血圧も一時的に下がります。しかし、この状況を維持するために薬の量は増やされ、薬の量が後戻りのできない悪循環の中に入っていきます。そもそもの高血圧の原因である水不足が解消できないばかりか、薬は一時的な効果のために血液中の水分を吸収してしまうため、さらに血圧は上がり、それを下げるためにまた薬を飲むというたちごっこが、体が完全に乾燥するまで、つまり死ぬまで続けられるのです。「ＡＣＥ阻害《そがい》薬」のグループに分けられるものは、血圧の制御作用を減らし、もう一方で体内の水および塩を尿によって外に排出し、血圧を下げます。これらもまた人をゆっくりと蝕《むしば》む悪循環へと導きます。

「カルシウム拮抗剤《きっこう》」と呼ばれるグループの薬は、血管を拡張させて心拍数と血圧を下げます。

これらが「高血圧」への良い解決策であるとは到底考えられません。血圧の値を下げるために他の器官を犠牲にし、死への扉を開く薬の使用について、私たちは冷静に考えてみる必要があります。

高血圧の克服は、まず水を計画的に飲むことから！

高血圧を克服するためには、まず何よりも、長い期間にわたって知らず知らずのうちに乾いてしまった体を乾燥から助け出してあげることが必要であることは前述しました。

日々の水欠乏がわずかでも、これが長年にわたって続けば失われる水分量は膨大なものになります。そのつけを私たちは後に払わなければなりません。その際につきつけられる「高額な請求書（医療費と人生の損失）」に呆然《ぼうぜん》としても遅過ぎるのです。水が単なる飲料ではなく、エネルギー源となることを思い出してください。

体が何年にもわたって耐えたエネルギー不足と、それに伴う体内の健康問題を巻き戻してなかったことにするためには、計画的にそして恒常的に水を飲む必要があります。高血圧を抱える人の問題は血圧が高いということに加え、乾燥がもたらした数多くの不調、例えば息切れや、疲れやすさ、肌荒れやイボや水虫なども同時に発生します。これらのすべての**解決法は、まず計画的に水を飲むことから始まります。**そのため高血圧の人も、体の乾燥によって発病したそのほかの病気を抱える人たちと同じように、塩水療法を通して乾燥を改善し、その後ゆっくりと体を自然なバランスに戻すことが必要です。

塩水療法がどのように行われるかについては第3部を参照してください。ここでは高血圧と心臓病の患者さんにおける塩水療法において、注意しなくてはならない点に触れたいと思います。

ヒマラヤ産クリスタル岩塩を使ってなされる塩水療法は、直接的に血液の循環と脳に影響するために注意が必要です。ヒマラヤ産クリスタル岩塩でつくる塩水を飲ませると、一部の人には小さな値ではありますが、まず血圧が上がることがあります。これは、すぐに元に戻ります。そのため**高血圧の人に対する塩水療法は、毎朝小さじ1杯の塩水をコップ1杯に混ぜるのではなく、2・5リットルの水に混ぜて、1日のうちに分けて飲むことによって効果が確認できます。**もちろんこの塩水を混ぜた水を飲む際には、塩水療法に際して挙げられた決まりに従って行動しなければなりません。まず初めに、水を飲みたいときに飲むのではなく、一定の間隔を保って行う必要があります。そのほかの決まりについては、第11章「これが塩水療法の基本メソッド」という章をご覧ください。

高血圧におけるヒ**マラヤ産クリスタル岩塩の最大の役割と特徴は、細胞膜から直接入ることのできる粒子の大きさにあり、飲んだ水が細胞内に入り込めるように補助することです。**これによってゆっくりと、長い乾燥状態によって破壊された体が修復されていきます。

ただし正確に理解しておかなければならないことは、塩水療法が決して薬ではないということです。体を制御し、体本来のバランスに戻します。そのため、特に長期間、薬を服用している人にとっては、治療の期間が長く複雑になることがあり得ます。これは恐るべきことではありません。薬の服用もすぐにやめることは正しくありません。血圧を常にコントロールしつつ、約1カ月後に薬を手放すことをお勧めします。しかし、その後も常に血圧を計りながら治療することが大切です。薬は医師に相談しながら手放しても良いでしょう、と言いたいところですが、多くの医師は塩水療法を知らないため、そう簡単には言えません。塩水療法に理解を示す医師と出会えれば一番良いのですが、そうでない場合は、自分自身で解決しなくてはなりません。今の時代、ご自分で装置を使って血圧を図って、コントロールすることは難しいことではありません。また、食事にも絶対に精製された塩を使ってはいけません。必要なのは良質な天然塩です。その中でも、私はヒマラヤ産クリスタル岩塩をお勧めいたします。

もしも高血圧とともに腎障害を抱えておられるのであれば、水の量をゆっくりと増やしていく必要があります。長い間、水を飲んでいない人が塩水療法を始めると、体のさまざまな部位に変化が表れます。例えば腎臓に痛みのようなものを感じることがあります。心拍数が早くなることもあります。これらは、いたって自然な反応なのです。体が正常なバランスを取り戻そうとするサインです。もしも体重が数日間で急激に増えたとすれば、それは摂取した塩の分です。こうした場合には、天然塩の摂取を2日ほどやめてみる必要があります。

塩水療法は高血圧を克服したあとも、やめてはなりません。なぜならば体の最も重要な栄養素は水と塩なのです。塩水療法においてのみ、体内の生命機能のバランスを整えることができます。そのため、健康的に一生を過ごしたい方、そしてアンチエイジングをしたい方は塩水療法を続ける必要があります。

高血圧における、もう一つの重要な要素は十分に体を動かすことです。「水と運動」ほど人体の健康に大きな影響を与える要素はありません。体を動かすこと、特にスポーツをすることは筋肉を動かし、血管を拡張させながら柔軟性を持たせます。それにより血管を流れる血液の流れが良くなります。これによって心臓にかかる負担を軽減させるのです。運動不足は、ほぼすべての健康問題の原因となります。運動の種類は、皆さんの周りの環境に合わせて選んでください。ただし、選んだスポーツを体系的に、継続してやる必要があります。例えばウォーキングをするのであれば、毎日1時間で十分ですが、ゆっくりと歩くのではなく、できるだけ早足で歩くように心掛けてください。

また、タバコはアテローム性動脈硬化症と呼ばれる動脈硬化の原因となるため、心臓発作のリスクを増加させます。そのため高血圧の方には、禁煙することをお勧めします。

最後にストレスのかかる生活を改善する必要があります。ストレスは、さまざまな病気を誘発させます。そのため可能な限りストレスを排除することが大切です。

体内の乾燥化が正常細胞をがんへと変化させている！

人間の健康問題は三つのグループに分けることができます。第一に感染によって体内に異常が起こるケースで、インフルエンザや結核などウイルスや細菌が原因となって発症する病気です。

第二に物理的な損傷によって体全体または一部の機能が停止することです。このような場今こま本が受けた損傷によって、治療も変化します。
第三のグループは医学が原因を解明できていないグループとして扱い、治療法も見つけることができていない病気です。これらの一つが、社会の中で「がん」として浸透している病気です。がんの原因が医学によって解明されていない理由により、細胞の遺伝子の突然異変が急速に他の部位にも移り、それらの器官の機能をも制御しながら、生物を死に至らせる細胞だと言われています。解明されていないことは、なぜ細胞の突然変異が起こるかということです。

医学はがんの原因を見つけられずに今日まで来ました。しかし原因のわかっていないこの病気に対して、さまざまな治療法を適用しているのです。

実は突然変異、つまり遺伝子における変化は進化における最大の動力です。自然界の発達と生命の種類の増加は、実はすべて突然変異によるものなのです。ここで頭に浮かぶ疑問は、突然変異によって進化と発展を遂げたにもかかわらず、なぜがん細胞は人を死に至らせるのか、ということです、

まず知っておかなければならないことは、人体において常に遺伝子の変化は起こっていることです。遺伝子の変化を修復する働きを持つ「酵素」は、壊れた部位をハサミのように切り取り、もともとあったもののコピーを新しく作って貼《は》り付けます。体の自己防衛機能や免

疫機能が正常に機能する限り、遺伝子における異常は問題になりません。私たちはこのことを気にもせず生活を送ります。しかし、これらのコントロール機能や修復機能に異常が見られると、細胞における突然変異が修復されないため危険なのです。

がんの原因と結果の詳細を考える前に、社会におけるがんの広まりについて、いくつかの不思議な点を挙げたいと思います。

人はがんであることを知った際に、冷たい死の恐怖と希望が見えない暗闇《くらやみ》に包まれます。これは医療産業ががん治療の糸口が見つけだせないことに対する恐怖が社会に反映されたものです。医学はがんという分野において、発がん性物質を追求する以外に何もできませんでした。それによって解決を抗がん剤や外科手術、放射線にだけ頼ることとなってしまったのです。がんの原因も治療法も人間の体自体にあるというのに外的な働きかけによって解決策を模索することは医療産業に利益をもたらしたため、原因と解決策を体自体に探すという道は軽視され、放ってこられたのです。

がんは、それぞれの細胞が生き延びようとするための戦いにほかならないのです。細胞が存在している環境が、細胞にとって適したものではなくなったために細胞も新たな生存方法こ見つけ出さなくてはならなかったのです。こうした意味でがんは、ふさわしくない環境に対して生きようとする細胞の必死の抵抗と言えます。こうしたことをふまえ、解決策の糸口は、細胞が存在する環境の中にあると考えるべきでしょう。問題の原因を物事の外側で模索することは、目の前にある本当の罪を見過ごし、増長させてしまいます。以下に挙げる、いくつかの不思議な事象は、この本をより深く理解する手助けとなることでしょう。

1、**がんは産業化に伴って増えた病気です。**統計上では4人に1人ががんにかかる可能性があるとされ、医学はがんの原因を突き止めることができていません。ここで注意すべきは、産業化社会が人々の食事や飲み物の習慣をどのように変化させたかです。

ここ何十年かの間、人々はほとんど本当の水を飲んできませんでした。その反面、カフェインを含む化学的な飲料を大量に摂取してきたのです。特に経済的な富を得た社会では約3人に1人が肥満をかかえ、体内のpHバランスを崩しています。これ以外にも、現在のほぼすべての食べ物には、自然な状態に反する化学的な物質が含まれているため、人々は大量の化学物質に溺《おぼ》れている状態です。最も重要な栄養源となるべき塩にいたっては本来の姿をすっかり失っているにもかかわらず、このことに多くの人たちが気づいていません。そして社会の大部分は、運動不足の状態で生活しているのです。人類の誕生から現在に至る歴史においても、まったく経験したことのない特異な生活様式で私たちは暮らしているといえます。

2、家で飼われているペットの死因の半分はがんだと言われているのにもかかわらず、野生の動物においてがんはいたって珍しい病気です。その理由はペットが人間と同じような栄養を摂る状況にあるからです。現代人とペットの生活様式は、とても似ています。

3、三つ目の不思議な現象は、がんの発病形態です。医学はがんを悪魔の発がん性物質の餌《え》食《じき》であるかのように扱います。しかし実際には**がんは体が置かれた状況に対して細胞それぞれが見つけた解決策**と言えます。そのため発がん性物質について、いくら議論してもがんの存在は変わらないのです。一つの器官において発病するがんがすべて同じ名で呼ばれますが、同じがんでも人によって症状や結果は異なります。これは偶然ではなく体が状況に合わせて唯一の打開策を取ったことを表しています。

これらすべてを総合して浮かぶのは次の疑問です。突然変異、つまりがんは、いつ人を死に至らせるような細胞と化すのか。この答えを見つけるためには、生命がどのように存続させられるのか、生命に良い影響、悪い影響を及ぼす要因は何なのか、これらを理解することが必要です。

がん細胞が教えてくれる人体の精妙なメカニズム

人間の存在は生物学的、心理学的、社会学的というように、いくつかの視点からとらえることができます。これらは互いを補完する要因で、どれか一つを切り離して考えることは正しくありません。そのため健康または不健康の理由は、これら三つの要因を総合的に見て判断しなければなりません。これらの要素にどのような変化が生じて、現代病であるがんがここまで社会に浸透してしまったのか。特に大都市においてはがんを患《わず》らう身内を持つ方は少なくないでしょう。がんが社会へ広まる速度には目を見張るものがあり、小さな子供たちさえも蝕み、私たちから奪い去っていきます。では、私たちは医学が言うように、がんに対して本当になす術《すべ》はないのでしょうか？　人間は生物学的な存在として、生命を存続させるために物質を必要なエネルギーに変換して生きていきます。生命とはエネルギーなのです。このエネルギーの生産と消費において異常が発生すると、体において異変が生じます。

人体において発生する病気はこのエネルギー需要に必要な食べ物の選択ミスによってもた

らされます。自分の好みと習慣が体にどのような影響を与えるのか深く考える人は多くありません。しかし、人生を快適に、痛みなどに悩まされることなく過ごす秘訣《ひけつ》は、まずは喉を通る食事を正しくすることから始まるのです。私たちが食事を摂ったあとの、生命の働きはすべて細胞によって行われます。細胞の働きに対して私たちは操作を加えることができません。その仕組みは一種の化学プラントに例えることができます。口に含まれた物質が何であろうと、飲み込んだ瞬間に自動的にプラントは稼働します。仮に取り込まれたものが異物だとすると、細胞に異常が生じます。

実は細胞におけるこの現象を異常と呼ぶのは正しくありません。細胞は人間が犯した過ちにもかかわらず、そこから最高の結果を得ようとします。一番の目的は生物の、つまりは細胞自身の存続を確固たるものとすることです。このプラントが常に最高のパフォーマンスを披露できるように、私たちも食べ物に気をつけなければなりません。自分の嗜好を満足させるために好き勝手に有害物質を送り込めば、プラントはたちまち混乱状態に陥ってしまうのです。毒きのこが生物を死に至らせるように、人体は有害物質に反応します。そのため体に異常が発生し、器官が正常に機能しなくなったならば、病院に駆け込む代わりに、どこで過ちを犯したのかと、振り返って考える必要があります。

病気になり、病院へ駆け込んだ私たちに対して、医師ができることはただ一つ、異常のあう部位の破裹箇所を修復しようとすることです。しかし、私たちが同じような生活を続ける限り、根本的な回復を図ることは不可能です。あなたを治癒させるのは医師ではなく、あなたの体が持つ免疫力なのです。医師はあなたに部分的な治療をして、その部位が持つ問題を減らそうとするだけです。

小さな例を挙げてみましょう。誤ってナイフで指を切ってしまったとします。その指に何を塗ろうと、治療にはなりません。なぜならば傷を閉じるのは、塗った薬ではなく、体の細胞が分裂によって増え、切れてしまった細胞の代わりに作られた新しい細胞なのです。あなたが指に塗った薬は単に炎症のリスクを下げ、細菌から守る手助けをするだけなのです。新しい細胞が作られることなしには、傷が閉じることはあり得ないのです。

一つ目にやるべきこととして、自分自身を守るためにがんとの戦いに備えて知識を得ることは重要です。

例えば、がん細胞が酸性化した環境で発生しやすいと知ったならば、食生活においても、体のpH値を極端な酸性に傾けさせない食品を選ぶべきです。

二つ目に必要なのは水と塩が体にとって最も重要な栄養源であることを知り、これを取り入れる生活を実践することです。多くの人はがんが原因ではなく、その治療に使われる化学療法によって命を落とします。それは化学療法が、免疫作用に必要な体内で増殖する毛髪細胞や血管細胞をも同時に殺すためです。がん細胞を殺すことが目的の化学療法は、人間自身をも殺してしまうリスクの高いものです。化学療法にさらされた体内では新しい細胞を急速に作らなくてはなりませんが、それに必要な水や塩の構成要素がなければ新しい細胞を生み出すことができません。人体がいかに素晴らしい能力を持っているとしても、ゼロから何かを作り出すことは当然できないのです。

電子レンジが人体のエネルギーに及ぼす悪影響

ほとんどの人の食習慣は、社会的な文化や伝統によって決まります。しかし何百年も同じ製法で作られている食べ物が、今私たちを昔の状態に戻してくれるわけではありません。つまり昨日健康的だと言われていた調理法が、今日も健康的であるとは限らないのです。現代においても、技術がもたらした利便性の弊害について深く考えず、さまざまなツールを私たちは受け入れてきました。便利なツールで作った料理の細胞への影響について心配するより、料理の手間を省くことを優先させてきたのです。

例えばテフロン加工がされているフライパンで焼かれた卵と、電子レンジで温められたスープにどのような変化が起きているのか認識している人はごくわずかです。実際には、電子レンジは栄養源の構成を壊しながら、人体が必要としているエネルギーを失くしてしまっていることが明らかになっています。また同時に発がん性があることも忘れてはなりません。

イギリスでの猫を使った実験をご紹介します。この実験では電灯の灯《とも》る部屋に隔離した猫たちに電子レンジを使って調理されたもの（水も含む）のみを食べさせました。すると猫は全匹1カ月以内に餓死してしまったのです。（ヘンデル博士、フェレイラ・P博士の実験）これに似たさまざまな実験の結果は、すべて同じ結果にたどり着いています。

私たちは味の好みを優先して食べ物を選びます。近年行われた調査は、食べ物が体の役に立つかどうかは、それが栄養価の高い食べ物であるということだけでなく、エネルギーを含んでいるかという点にあるとしています。例えば電子レンジで5秒間温めたレバーと、温める前のレバーは、亡くなられた人と生きている人ほどに違いがあります。構成成分は両方とも同じでも、亡くなられた人にはエネルギーが残されていません。まったく好ましくないこの例えは、事の重大性をわかっていただくために必要な例です。**物質を成分に切り分けて、**

その成分を1日何グラム摂れば大丈夫というような目安もあまり意味を持ちません。体内に取り込んだ食べ物の量や種類よりも、それがエネルギーを含んでいるかどうかが大切なのです。

そして私たちの行動や食べた物が、細胞や寿命にどのような影響をもたらしているかを理解するために、まずは細胞内で起こっていることを、知っておく必要があります。

すべての生命は、組織化された、賢明な、社会的な構成で働く細胞組織にほかならないのです。生物における細胞一つの働きは、他の細胞とつながっています。すべての細胞は、自らの機能が全体のハーモニーの中で、助け合いながら働くことを知っています。がん細胞を除くすべての細胞は、自分が存在している環境と一体となっていることを認識しているのです。

がん細胞だけが原始的であるため、これを知りません。そのため自分のことだけを考え、代償がどれだけ多くても自分が生きることを最優先させる作りを持っているのです。唯一の目的は生き延びることであるために、自分が属している器官や体全体の需要バランスを考える余裕も、能力も持ち合わせていないのです。そしてこの細胞の繁殖速度は信じられないほど速く、短期間で他の器官の生命をも奪い、生物を死へと導くのです。

がん細胞は、生きるのにふさわしくない環境の中に取り残された細胞が、生き残るために、その劣悪な環境に合わせて自らを変化させたものにほかなりません。今までがん細胞は、悪魔が私たちの体に忍ばせた病気であるかのように説明されてきました。実際にはがんは体の中で生きる術をなくした細胞の、新たな生存方法の模索なのです。

私たちの細胞が生きづらい環境をどのようにして作り上げるのでしょうか？　なぜ細胞はこの環境で途方に暮れると突然変異を起こすのでしょうか？　突然変異を起こすとき細胞はなぜ原始的な構造に戻ってしまうのでしょうか？　これらを理解することは、まず細胞とその働き、細胞が生きるための大前提となる環境を知ることから始まります。淡水魚を海水の中に入れれば死んでしまうように、細胞も生きる環境を変えると息絶えてしまうのです。

第4章

細胞内の〝水力発電〟の素晴らしきメカニズム

細胞における生命活動――中性のpHバランスにも水と塩が不可欠

細胞は複雑で発達した作りを持つ細胞膜に囲まれて存在します。その細胞膜は細胞内の細胞小器官を一つにまとめ細胞外から運ばれてくるさまざまな物質、糖分、油分、塩分、水などが細胞内に自由に入り込むことを防ぎます。細胞は細胞外液の中に浮かんでいるため、細胞膜は細胞を外部からの水圧から守ります。

生物の体内には二つの大きな海があります。一つは細胞の外側にある細胞外液で、もう一つは細胞の中にある細胞液です。細胞液は化合物としては海水と同じです。人体にとって水と塩が大切だということは、ここからきています。すべての生物の基礎を作っているのは水

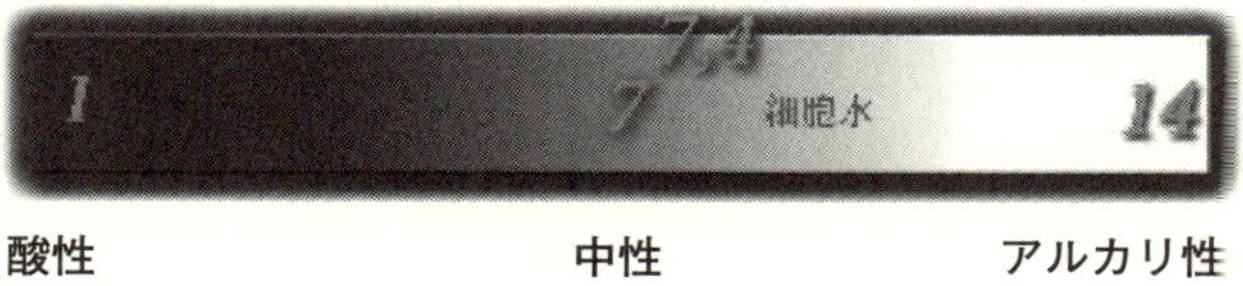

上の図からわかるようにpH値は1～14の間で変化します。この値が1～7の間にあると酸性、7～14の間にあるとアルカリ性であることを示します。1が最も強い酸性であることを示すと同時に、14は最も強いアルカリ性を示します。

と塩なのです。

細胞膜には自由に動き回ることができる数え切れないほどの受容体があります。この受容体は、細胞の物質交換をコントロールする役割を持ち生命活動に大きな影響を与えます。

人体を構成する細胞は、決まったpHバランスにおいてのみ機能します。通常の条件下では細胞液のpHは中性です。正確にいえば、pHが7・4です。細胞の働きが異常なく機能するかどうかは、このpH値に左右されます。この値は常に7・4でなくてはなりません。これを体のpHバランスと呼びます。体のpHバランスが崩れると、細胞液は酸性に傾き、数多くの病気の原因となります。これに対抗するために細胞はpHバランスを保つさまざまなメカニズムを発達させました。これらのメカニズムを調整し、機能させるのもまた水と塩なのです。

人体における最も重要なメカニズムは、「浸透」です。ほぼすべての機能は浸透に関わっています。そのため、まずは浸透とはなんであるのか、それがどのように起こるのかを見てみましょう。

浸透圧こそ電気エネルギーを発生させる人間の生命の根幹！

浸透：細胞液と細胞外液の間の塩分濃度の違いから生まれます。人間におけるすべての生命機能を調整しているのは浸透圧です。

人体には二つの重要な液体があると説明しました。細胞内の細胞液と、細胞が浮かんでいる液体である細胞外液です。細胞におけるすべての物質交換は、その細胞が浮かんでいる液体つまり細胞外液によって行われます。細胞の75％は水で構成されており、これは古代の海水と同じ濃度の塩水です。細胞の他の部分は細胞膜、細胞小器官、そして細胞核から成り立っています。

細胞内の水分量は器官によって異なります。脳細胞では85％、血液細胞では94％を水が占めています。

細胞が浮かんでいる細胞外液もまた、94％の水を含む塩水です。この細胞外液と細胞内にある細胞液との塩分濃度の違いから浸透圧が生まれます。知られているように、濃度の異なる二つの液体を混ぜると、互いの濃度が等しくなるまで物質交換が行われます。この現象は、

「拡散」と呼ばれます。拡散は細胞液と細胞外液の間で、細胞膜を隔てて行われる浸透で、細胞が外にある液体と最も自然な方法で物質交換を行うことを指します。

水は、その性質から濃度の薄い所から濃度が濃い所へ流れます。間に透過性のある壁があったとしても、これは変わりません。水は細胞の外の濃度の薄い環境から、濃い環境へと移動します。これは細胞液と外の液体の濃度が等しくなるまで繰り返されます。しかしこれらの濃度が等しくなると、機能は止まってしまうため、生物はこれに対してメカニズムを発達させて、細胞液と外の液体の濃度を生物が生き続ける限り、等しくはしません。生物は濃度差によって発生する浸透圧を、「ナトリウム－カリウムポンプ」と呼ばれるメカニズムによって保ちます。生命の最大の神秘は、ここにあります。

体内を自由に巡る水は細胞膜から細胞内に浸透する際に、電気エネルギーを発生させます。このエネルギーの源は、二つの液体の塩分濃度の違いです。脳や神経のエネルギー源は、まさにこの電気エネルギーなのです。このエネルギーが不足すると、人間はまずストレスを感じはじめます。水不足と、これに伴うエネルギー不足は生命に対する最大の脅威だからです。しかしこのストレスの原因をほとんどの人は間違ってとらえ、人間関係や社会における問題と結びつけて考えます。実際には、それらの問題や人間関係も体内の水不足が原因で起こるというのに……。

現代人は自分自身とわかりあえておらず、常に暗闇の中で生きている状態です。これを規模を広げて考えると、社会の安定や共存を脅かすほど大きな問題として存在し、誰もその原因を解明することができなくなっています。心理学者たちは、社会環境や生活環境のさまざまな要因を分析し、医者たちは、彼らの言葉で言う現代病が社会を包囲したせいだと主張するでしょう。しかし、私はこう主張します。「ただ一つの原因は社会全体が十分な量の高品質な水を手に入れられないと同時に、十分に水を飲んでいないこと、天然塩を摂っていないことにある」のだと……。

生命とはエネルギーです。エネルギーなしには生命の存続は不可能です。人間が十分な水を摂取しないと、体は固体物質からエネルギーを生産しなくてはなりません。病気に悩まされるきっかけは間違って踏み出してしまったこの一歩にあるのです。食事を一つの楽しみだと考える人がいます。しかし必要以上の食事は体にとっては負担でしかありません。この負担を背負い続けることは体にとって簡単なことではありません。

アレクシス・カレル博士（フランス　外科医　1873〜1944）は、鳥の心臓細胞を34年間にわたって生かし続けた功績が認められノーベル医学・生理学賞を受賞しました。カレル博士は次のように述べています。「**細胞は不死身です。細胞内の液体が退廃してしまう**

だけなのです。この液体を時々交換し、細胞が必要としている栄養素を与えさえすれば、細胞の生命は途絶えることなく続いていきます」カレル博士は、なんと素晴らしいことを言ったのでしょう。私たちが富の象徴と考える豊かな食生活が、老化を促進し、さまざまな病気をもたらして、最後には死を近づけていたことを知り、改めて自分の生活様式を見つめ直す必要があります。

細胞膜の水路である「アクアポリン」の発見でますます水の重要性がわかってきた!

浸透圧に対抗する何らかの力が発生しない限り、細胞の中に出入りする水の流れは、細胞の内外の液濃度が等しくなるまで止まることなく続きます。実際には生物の細胞膜は、ある程度の圧力までは耐えることができるのです。しかし、この圧力が限度を超えると、細胞膜は破裂し、細胞は死んでしまいます。ただし生きている細胞では、これは起こり得ません。細胞はこの破裂の危険も、ナトリウム－カリウムポンプの働きで阻止するのです。自然界において水は、思うがままに流れ動きます。しかし生物の細胞においては、水は自由に振る舞うことは許されていません。なぜならば細胞内に何の制御もなしに水が入り込めば、細胞はすぐに破裂してしまうからです。そのため生命の重要な要素である水でさえ、細胞の中に自中には入り込めないのです。常に押し寄せる水に対して細胞膜のコントロールが働いて生命のバランスを崩すことを防いでいるのです。

しかし、水の細胞内への浸透は不可欠です。そのために細胞は水とそこに溶けた物質が秩序正しく中に入るように数々の水路を発達させました。細胞膜にあるこれらの水路は「アクアポリン」と呼ばれます。アクアポリンは水の分子を通すときには、そのほかの細胞の栄養素や塩が通ることを許しません。また、このアクアポリンは細い水路であるにもかかわらず、１リットルの水を7秒で塩と分離したり、ろ過することができます。

アクアポリンは、90年代にピーター・アグレ博士とロデリック・マキノン博士（アメリカ生物学者　医師　１９５６〜）によって発見され、その働きが解明されました。細胞における水路の発見によって有名になった二人の研究者は２００３年にノーベル化学賞を受賞することとなります。

水がすべての生物にとって不可欠な、そして代えがたい物質であることを、今や多くの学問分野が認めています。水と塩は細胞における最も基本的な生物化学的働きにおいて役割を担っています。ほとんどの生物化学的な反応、つまり細胞の中で行われる生命の機能は水溶液の中で行われます。そのため、すべての細胞において体系的な水の出入りが必須《ひっす》なのです。

細胞における水の出入りは細胞膜上にあるタンパク質（アクアポリン）を通して行われます。アクアポリンは、数多くの植物や動物の細胞に存在し、以下のような働きをします。

1、細胞の周りの塩分濃度が上がった際に、細胞が破裂することを防ぐ（浸透圧の調整）
2、腎臓、赤血球、瞳孔《どうこう》、脳内の水分量の調整
3、アクアポリンの異常は人体にさまざまな病気をもたらします。
・糖尿病
・白内障
・聴力障害

現代の医療研究では、細胞における水路がどのような場合に破壊されてしまうのかを解明しつつ、それに対して薬を開発しています。しかし実際には、**水が水路を通れないという現象は、水路の問題よりも、そもそも水の量が少ない体内の乾燥が原因となることが多いのです。製薬会社の重役は喜ばないかもしれませんが、この解決法がただ一つ、水を飲むことです。**薬の開発のような高額な投資は必要ありません。

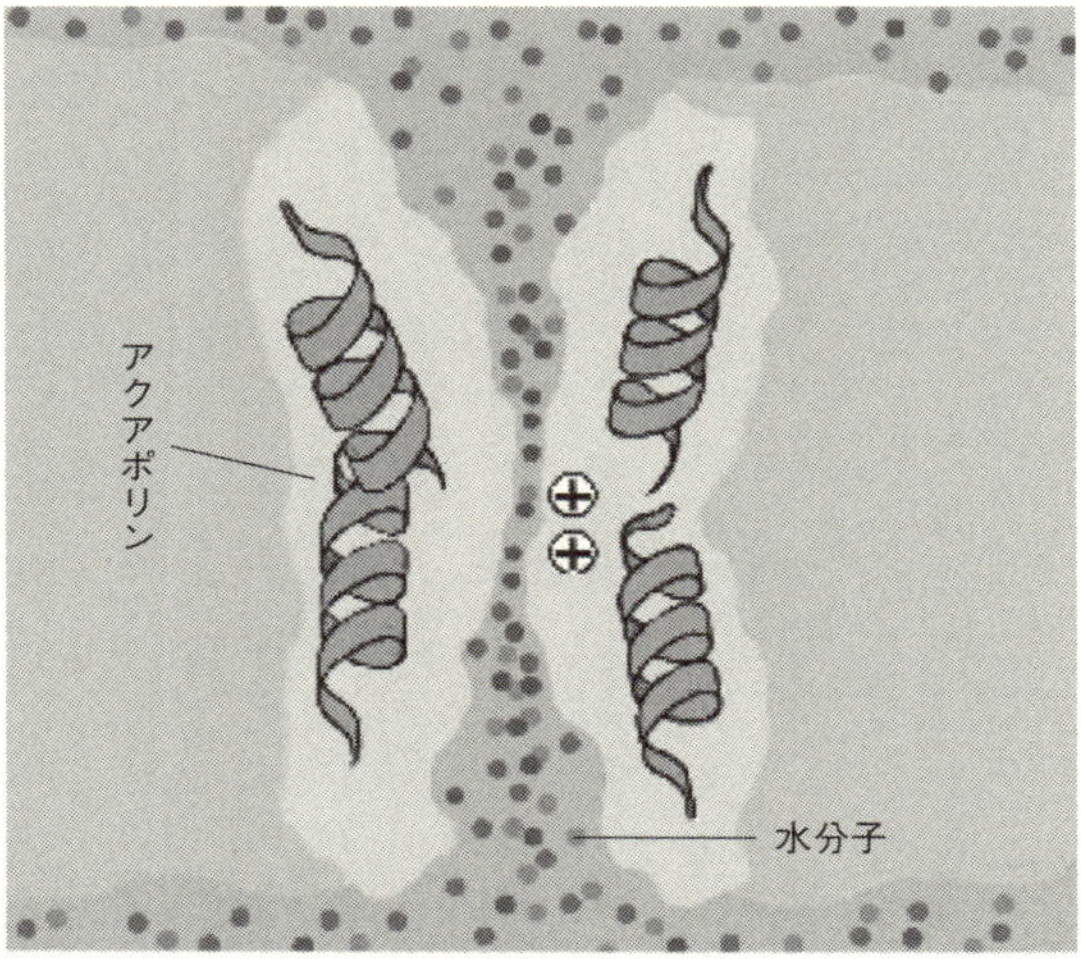

水分子だけを通す、細胞の水路「アクアポリン」

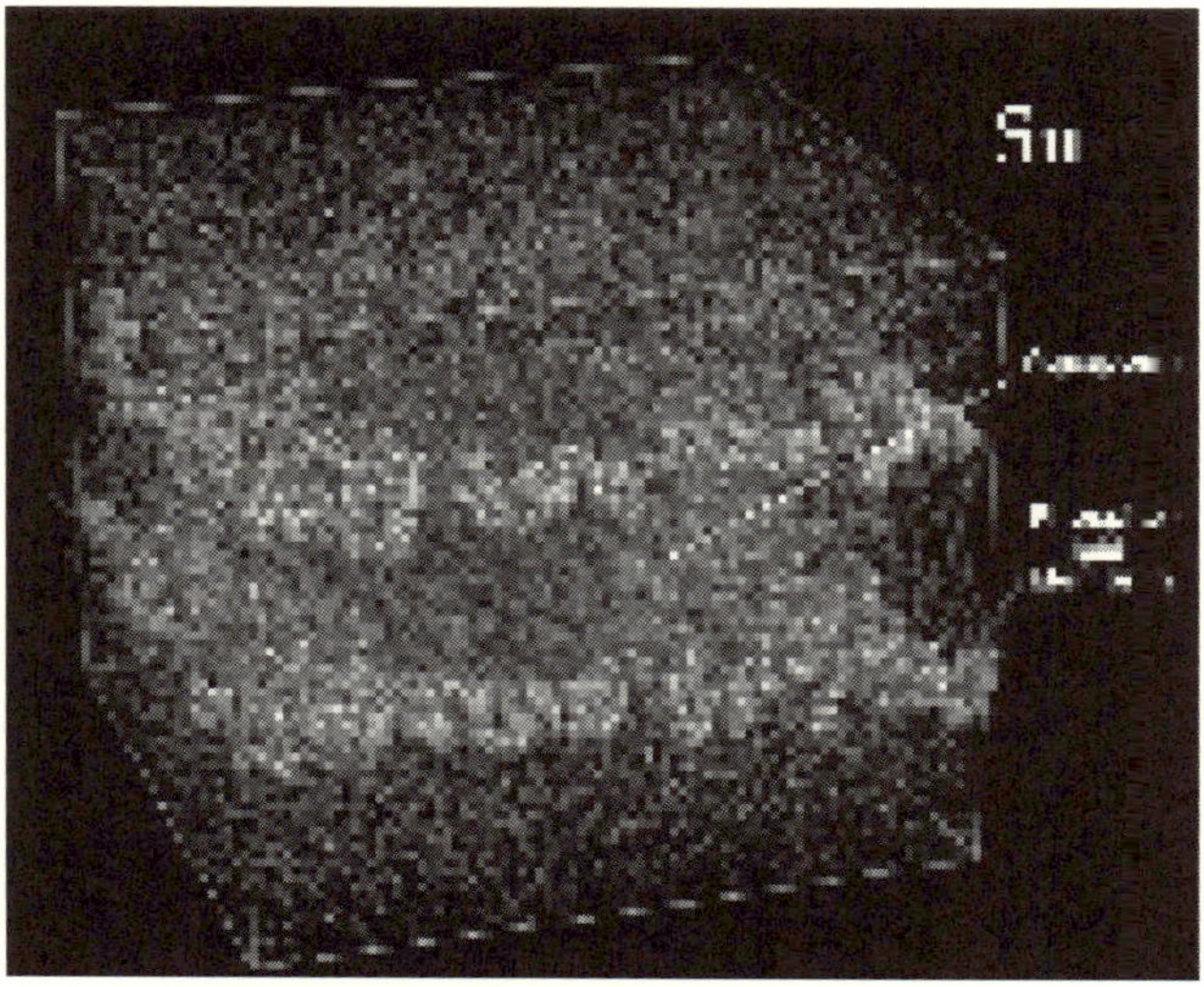

コンピューターグラフィックで表現されたアクアポリン。

イオンと細胞の水路

細胞においては浸透圧を利用する以外にも物質交換の方法があります。細胞内に出入りする物質とその方法を観察すると、興味深いことが見えてきます。細胞にとって生命を存続させる重要な酸素や二酸化炭素が容易に出入りできている反面、それ以外の物質の出入りには細胞は余分なエネルギーを要求します。細胞への出入りの容易さという点で考えると、二番目に来るのは水とさまざまな塩です。これらはプラスに帯電したカリウム、ナトリウム、カルシウムのイオンと、マイナスに帯電した塩化物、硝酸塩、リンゴ酸塩などです。水が浸透圧によって細胞内に入る際に、そのほかの塩イオンも能動輸送と呼ばれるメカニズムによって内部に取り込まれることが可能となります。

体内で水が自由に流れると、それはもはや建設的ではなく破壊的なものと化します。そのため細胞内への水の侵入は、決められた水路から必要な分だけ可能となるのです。必要以上の水による細胞の破裂を防ぐこの水路が、いつ、どのメカニズムによって開閉するのかは、まだ明らかになっていません。

細胞の水と塩による水力発電、ナトリウムーカリウムポンプとは何か？

人間の細胞液におけるカリウムイオン濃度は、細胞外液に比べて濃く、逆にナトリウムイオン濃度は細胞外液よりも薄いのです。この状況下では当然、細胞外液にある濃いナトリウムイオンが細胞内に入り込もうとし、細胞内にある濃いカリウムイオンは細胞の外に出ようとします。濃度の異なる水溶液が膜を隔てて隣り合うと、濃い溶液は薄い溶液に侵入する原理をあてはめるとナトリウムーカリウムの交換は、二つの液体のナトリウムーカリウム濃度が等しくなるまで繰り返されます。その結果としてできあがる濃度の等しい溶液は「アイソトニック溶液」と呼ばれます。

ただし生物の細胞においては、濃度の等しい状態である「アイソトニック溶液」に到達することはありません。なぜならば仮に細胞内外の液体濃度が等しくなれば、細胞の外からの水の侵入は止まり、浸透圧も失われて生命活動も停止することになります。そのため生物の細胞は浸透圧を維持するために、ＡＴＰエネルギーを使いながら浸透の正反対のことを行います。つまりナトリウムイオンを外に出しながら、カリウムイオンを中に取り込むのです。

これこそ、「ナトリウムーカリウムポンプ」と呼ばれるメカニズムなのです。

浸透と反対に三つのナトリウムイオンと二つのカリウムイオンの交換を行うとき、細胞はエネルギーを必要とします。これを能動輸送と呼び、細胞はこの能動輸送のために、ATPエネルギーを消費します。（ATP＝ADP（アデノシン二リン酸）＋P（リン酸））

細胞における水と塩の水力発電は、自然界において高気圧と低気圧がぶつかる所で雷が起こるのと同じような自然の発電です。生物に生命を与えるのは、このエネルギーなのです。エネルギー量は細胞内に入る水の量によって決まります。もしも体内に水が取り込まれなければ、存在しない水が細胞内へ侵入することは当然不可能になり、エネルギーを生み出すことができなくなります。体内に十分な量の水を摂取しないとエネルギー不足が発生し、最初はストレスや疲れのような症状が出ると説明しました。一方で細胞には、生命を存続させるために不足した分のエネルギーを他の方法で得ることが迫られます。つまり細胞は固体の物質からエネルギーを生産しなくてはならなくなるのです。ご存じの通り、体内における固体物質の加水分解にも水が必要となります。加水分解されない物質は体内に蓄積され多くの病気を引き起こす肥満の原因となります。肥満にも体内の水不足が深く関係しているのです。

生きるエネルギーを水からではなく固体から生産する際のもう一つの危険性は、体のpHバ

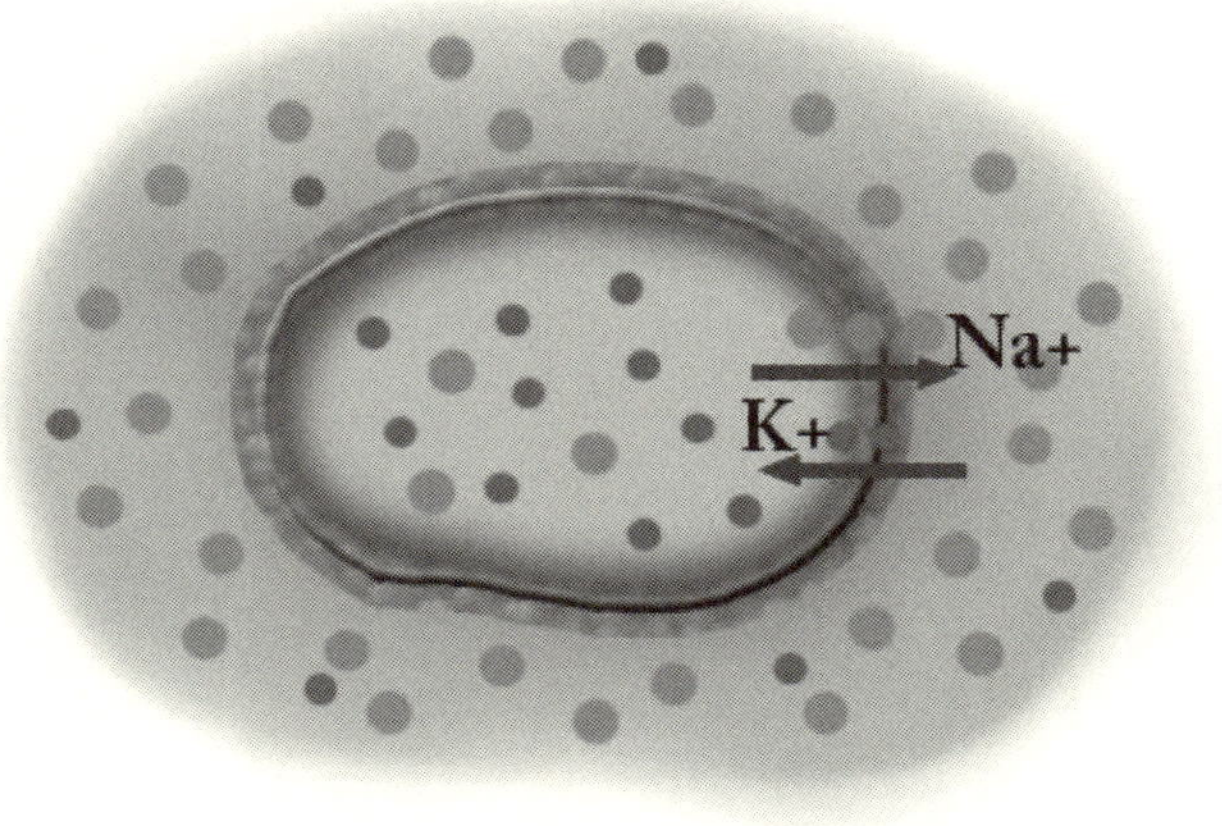

ナトリウム－カリウムポンプ：細胞におけるナトリウム－カリウムポンプは、浸透圧に対して３つのナトリウムイオンを外に排出しながら、２つのカリウムイオンをATP エネルギーによって細胞内に取り込みます。こうして体内の浸透圧を維持させるのです。

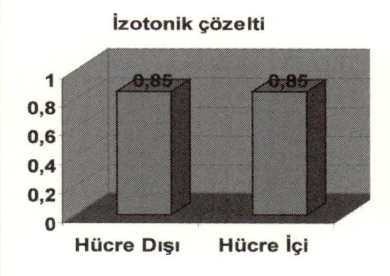

アイソトニック溶液（細胞外・細胞内）
濃度が等しくなったアイソトニック溶液において浸透は起こりません。

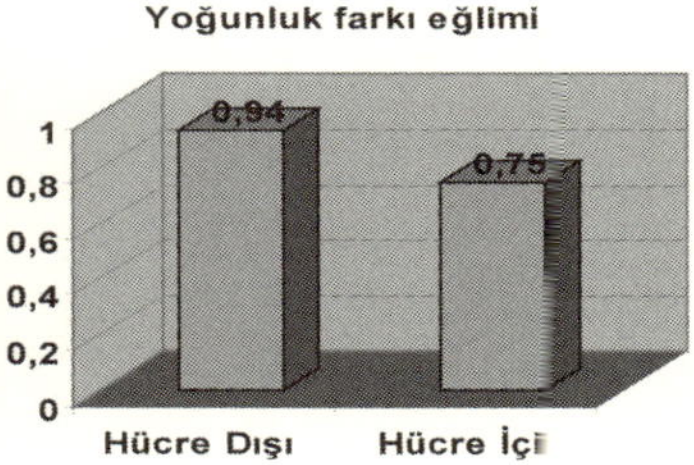

濃度の違い（細胞外・細胞内）
浸透：細胞内外の液体のイオン濃度によって生まれます。

ランスを崩すことです。なぜならば細胞における栄養吸収の際に発生する毒素を含んだ物質が、体を酸性体質へと傾けてしまうからです。これは多くの病気の原因となります。

アレクシス・カレル博士が言った細胞内の水の退廃とは、このことなのです。長い進化の歴史の中で、この水の交換方法はいまだに見つかっていません。しかし、私たちは食習慣によって、この退廃の速度を遅らせることができます。

体内の水不足が恒常的なものとなると、当然のことながら細胞のpH値は酸性に近づきます。体における痛みやがんの原因はここにあるのです。

ほぼすべての宗教において断食という文化があります。この賢明な行動は、実は体を毒素から解放するための機会であるとも考えられます。私たちは断食を一つの宗教行事としてとらえるために、断食が持つ治癒力に注意を払いません。

細胞を湖の中で泳ぐ魚だと思ってください。そしてこの魚はすべての生命活動をこの湖の水によって行っていると考えましょう。もしこの湖に外部から一切綺麗《きれい》な水が流れ込まず、湖の水も外に流れることができないとすれば、いつかこの湖は魚自身の排出物によって、生

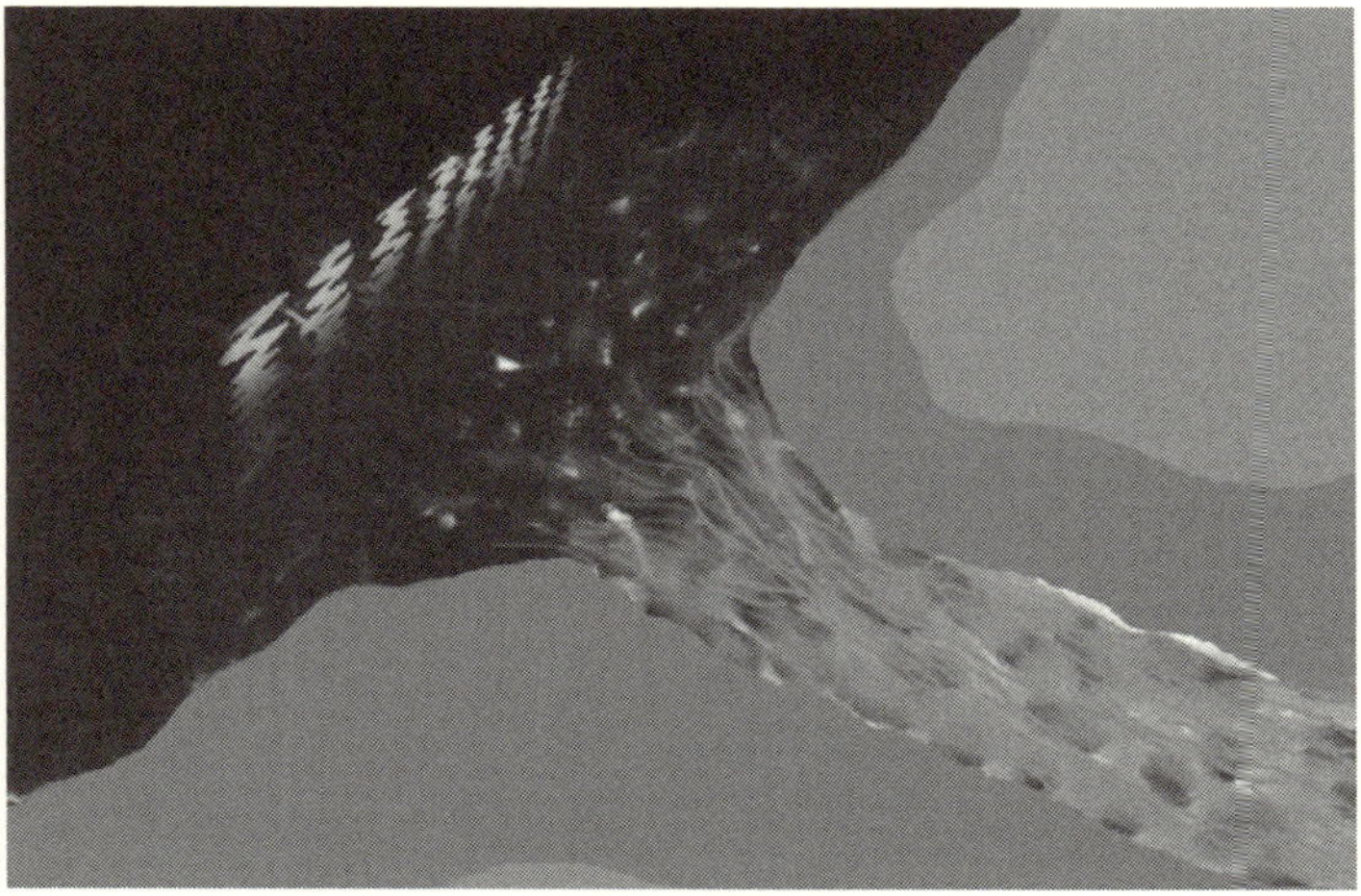

1970年代には、川が海と交わり、淡水と海水が混ざり合う地点において膜を使った細胞で見られるようなエネルギー生産が考えられました。

きていくことのできない環境となるでしょう。湖の水の汚れが魚の生命を脅かすように、人体の水も、その水の中で生きている一つ一つの細胞の生死を左右するのです。

ここで体の水が退廃すると何が起こるのか？　細胞や器官は、この退廃をどのようにして脳に知らせるのか？　脳はこれに対してどのような対策を講じるのか？　もしも脳に見放された場合、細胞はこの生命の問題をどう解決するのか？　これらを考えていきましょう。

体のpHバランスの崩れと水不足が痛みを発生させる

バトマンゲリジ氏は細胞における酸性化が、どのように脳に伝えられるのかを、次のように説明しています。

「何らかの理由で、体のある部位における物質交換を行うポンプが機能しなくなると酸性化が進みます。その後、一定のpH値を超えると、細胞は化学反応を起こし、二つの異なる物質をキニーネと呼ばれる物質へと変換します。キニーネとその副集団物質は、この部位が酸性化していることと、バランスを整えているポンプが機能するための十分な水がないことを知らせるために痛みを発します」

キニーネの細胞における役割は痛みを発生させ、水不足の状態にある部位の動きを制限しただら、水を使う機能を停止させることです。水不足が続くと、細胞の水を使った機能が動き続ける限り、細胞は新たな酸を生み出す状況に置かれます。そしてこの状況は、細胞核にまで及ぶ細胞の構造の破壊をもたらすのです。

この事実は、**恒常的な水不足が原因で発生する痛みは、十分な水を摂取すれば改善される**ということを意味していますが、骨や関節、骨髄におけるダメージは、長い治癒期間を要します。そのため、関節痛や腰痛の痛みがすぐになくなることを期待することは間違いで、忍耐強く水を飲み続ける必要があります。

痛みとは体内の水不足のサインの一つにすぎないと申してきましたが、痛みを伴わずに忍び寄るがんはやっかいな存在で、乳がん、膵《すい》がん、前立腺がん、肺がん、ホジキンリンパ腫《しゅ》などが、痛みを伴わずに進行するということは事実です。なぜならばすべての臓器が、同じ神経システムと痛みの発生システムを持っているわけではないからです。

キニーネが発した警告を受けると、脳は水不足に苦しむ部位に血液循環によって必要な水とその他の物質を届けようとします。体が十分な水を摂取すると、脳はその水を苦しんでいる部位に送ります。では十分な水が摂取されないと、脳はどこから水を得るのでしょうか？

物質のpH値

物質名	pH値	物質名	pH値
塩酸	〜1.0	水（硬度によって異なる）	6.0〜8.5
胃酸	1.0〜1.5	人間の唾	6.5〜7.4
コーラ	2.3	血液	7.4
レモン水	2.4	尿（栄養素によって異なる）	5.0〜8.0
酢	2.9	胆汁	7.0〜8.0
オレンジジュース	3.5	涙	7.4
ワイン	4	脳骨髄液	7.4
ビール	4.5	膵液	7.8〜8.0
酸性雨	<5.0	海水	7.5〜8.4
コーヒー	5	石鹸	9.0〜10.0
紅茶	5.5	アンモニア（NH_3）	11.5
牛乳	6.5	漂白剤	12.5
		苛性ソーダ	13.5

脳は他の器官から水を吸収し、なんとか水不足地帯に分配しようとします。そして、水不足が体全体に危険を及ぼす規模になるまでこれを繰り返すのです。もしも体全体が水不足を訴えているとすれば、脳は生命機能に優先順位をつけて、それに従って分配します。この状況は脳にとっては危機的な状況であり、体内の水分子を一つたりとも無駄遣いさせません。脳は生命存続の危機を乗り越えるために、緊急措置を取るのです。そのため尿排出機能においても水を一滴も無駄に逃がさないようにし

ます。胃、大腸そして腎臓は、この緊急措置に直接的に関わってくる器官であるため、今日特にこれらの器官のがんが増えているのです。

こうして体全体が水不足の状況下に置かれると、その影響を最も受けやすい器官の細胞において、この酸性の環境で生き延びるための新しい戦いが始まるのです。この戦いでは、どのような代償があっても生きることが最優先されます。そしてこれは、遺伝子に変化を起こすことによって、つまりは進化の過程でたどった原始的な構造へと戻ることでのみ成功するのです。

がん細胞と正常な組織細胞の違い——がん細胞の叫び、メッセージが聞こえてくる

前にも述べたように、細胞膜上には自由に動き回ることができる数多くの受容体が存在します。細胞が本来の機能を果たすために、周りの細胞とのコミュニケーションをとるのがこの受容体です。周りの細胞との境界をわきまえ、コミュニケーションをはかりながら、細胞核の分裂メカニズムを通して拡張と増殖を行います。発達した生物の細胞は、必要以上に増殖することはありません。

社会的に発達した生物の細胞は互いに敬意を持ち、決して利己的ではありません。他の細

がん細胞	正常な細胞
・原始的かつ利己的な細胞 酸素のない環境で生き延びることができる ・細胞誕生時の性質を持ち合わせている ・社会的能力を失っている	・発展し、社会的な境界線をわきまえている細胞。自分の範囲内でのみ繁殖する ・酸素がない環境では生きることができない ・社会的能力を持っている

胞の権利を侵害するようなことはありません。これに対してがん細胞は社会的な能力を失っています。これらの細胞は大量に増殖し、他の細胞の場所をも侵食していきます。

がん細胞のもう一つの特徴は、無酸素性を持っていることです。無酸素性の細胞とはどういうことでしょう？　これらは酸素のない環境でも生き延びることができる細胞という意味です。これは生物の進化の過程で、約4億～4億5000万年前に誕生した、最古の生物種です。この生物種は酸素のない環境で、さらには溶岩の上でさえ生きることができたのです。

原始的で、酸素のない環境において、代償を考えずに生きることができるのは、無酸素性の細胞、つまりはがん細胞だけなのです。正常な細胞の周りの環境が原始化し、生きづらい環境になると、生命の存続を果たすために、自らも原始的な状態に戻ってしまうのです。細胞はそれ以外の代替策を持ち合わせておらず、それは残された最後の道なのです。人間ががんにかかった際に、すぐにがん細胞が驚くべき速度で体中に拡がっていく理由は、まさにこれなのです。

生命の存続の危機にさらされ、生きる術を必死で模索している細胞の姿こそがんの正体です。がん細胞が結果として生物自身の死をもたらすとしても細胞が生きづらい環境の中で生き抜く道を発見したことを、一つの成功として見る必要があります。そもそも体の悲鳴に耳を貸さなかったのは私たちなのです。原始的な環境に適応するためにある種の能力を失ってしまうことは当然とも言えるのです。

がんが発病する際の最も重要な変化の一つは、細胞の受容体と細胞核のコミュニケーション障害です。そのため、細胞は組織の中での自分の役割を知らずに、増殖においても所属する組織は無視して自分の生命だけを考えます。こうして大量増殖が起こり器官の機能を妨害しながら、生命体の死をもたらすのです。同時に自らも死に近づいていっていることに気づかずに……。

これらのことから、がんを細胞それぞれが器官から離脱して生き抜くための戦いとして認識する必要があります。正常だった細胞が生きづらい環境によって器官から助けが得られないと悟って、独りで生き延びなくてはならなくなったのです。周りの環境こそが、細胞を原始的で利己的な姿へと変える原因であります。

がん細胞のもう一つの特徴は、属していた組織本来の特徴を持ち合わせていることです。

バトマンゲリジ氏はがん細胞が、組織が持つ本来の特徴を持っているため、賢明で社会的な能力を取り戻す可能性があることを主張しています。「これらは高い識別能力を取り戻し、再び他の正常な細胞のように境界をわきまえることができる」というのです。

遺伝子の突然変異とがんとの関係性——水不足をまず疑え！

生物において、細胞一つ一つの寿命は決まっています。細胞は息絶える前に、新しい細胞を作ってから死んでいきます。この新しい細胞が生まれる際に、遺伝子における変異は常に起こり得るのです。この変異は、いくつかの原因によってのみ発生し生物にとっては珍しいことではありません。このような場合、細胞において遺伝子の異常を修復する役割を担っている酵素がすぐに修復を始めるため、これらの異常はがんの原因にはなりません。これはつまり、発がん性物質やウイルスの侵入だけではがん発病の原因とはならないことを意味します。細胞における遺伝子異常ががんを発病させる要因として次のコントロールメカニズムが機能していないことが挙げられます。

「**がんの発病と進行は、発がん性物質や日光など外部要素など一つの要因だけでは起こりません。真の原因は長期間にわたる水不足とそれに伴う合併症です。**がんとは体内の数多くのコントロールシステムが強力な力で破壊されたことの結果なのです。もしもこれらのシステムのうち一つが正常に機能すれば、がん細胞の生きる道は断たれるのです」（バトマンゲリジ氏の著作より引用）

がんへと続く道

・体の恒常的な水不足
・細胞構造とＤＮＡの破壊
・ＤＮＡの修復能力の無効化
・細胞の受容体の消滅とホルモンバランス調整機能の壊滅
・体の免疫機能の低下、それに伴い免疫機能が異常な細胞を認識できなくなる
・脳が異常の部位を隔離し、見放すこと
・水分不足かつ酸欠状態の細胞が、酸素のない環境で生き延びるために原始的な構造へと戻る動き

ＤＮＡの修復能力の無効化――がん細胞に水を！　酸素を‼

体液のpHバランスを整えるのは腎臓です。腎臓がこの働きをするためには、体に十分な水分が摂取されなければなりません。体内に十分な水分がある状態でのみ、腎臓は体内のpH値を７・４（弱アルカリ性）に保つことができるのです。しかし常に体が乾燥した状態にあると、当然のことながら尿生成は減少してしまいます。そして腎臓のpH調整機能は役目を果たさなくなります。体の水再分配機能からも見放された部位は、酸性かつ毒性のある物質が増え、細胞の繊細な作りが破壊され、ＤＮＡにも異常が出てきます。

脳はＤＮＡが破壊された部位を、体から、そして血液の循環から隔離します。そこへの水分補給を断ち、生命の存続に関わる器官に分配するのです。

そして、水不足によって危険に侵された器官にある毒性物質を中和するために、一番大切なタンパク質の貯蓄を使って解決を図ろうとします。どのように行うのでしょう？　体はタンパク質の貯蓄を消費しながら毒性のある物質を中和させようとします。しかし十分な水がない場合、その部位の水を必要とするエネルギー需要に応《こた》えることはできません。細胞の水によるエネルギー生産が不可能な状態になると、細胞は別の方法でエネルギー生産を強いられます。このうちの一つが、無酸素性細胞の酸素を使わないエネルギー生産なのです。この方法は地球上で最も原始的であり、すべての生物の進化が通ってきた道です。そのため細胞は、無酸素状態でエネルギーを生産する術を自らの過去を通して知っているのです。

脳が毒素を中和するためだけに消費したタンパク質の多くは、本来体にとって最も重要なタンパク源です。例えば、このうちの一つであり、最も大切なタンパク質は神経伝達物質を形成するトリプトファンやチロシンと呼ばれる重要なものです。

これを簡単に説明すると、私たちがコップ何杯かの水を飲まなかったことにより細胞が毒素を排出できなくなり、体は貯蓄されている最も大切なタンパク質を、酸性の物質を中和するためだけに犠牲にします。このシステムは本来、自然界において生物が水を探す時間を延ばし、細胞において発生し得る取り返しのつかない問題を防ぐためのものです。まさか、現代社会の特異な水不足の状況に対してこのシステムが作動するとは想定もしていなかった事態です。水不足の状態が続けば破綻《はたん》することは避けられないのです。破綻を回避するために細胞はまた別の方法でエネルギーを得なくてはならない段階に追い込まれます。それが無酸素性細胞の酸素を使わないエネルギー生産なのです。水不足が消化活動に支障を来した上に、望まれない無酸素性の原始的な細胞、つまりがん細胞の誕生までをも引き起こす原因となるのです。毒性を持った物質を排出できるのにもかかわらず、体はそのためだけに大事なタンパク源を犠牲にします。しかし結果として問題を解決したことにはなりません。時間をかせぎ、解決を先延ばしにしただけなのです。なぜならば細胞の働きが続く限り、これらの毒素は増え続けるからです。

私たちは食べたものの中から体の役に立たないものを排出しなければなりませんし、そのためにお手洗いに行かなければなりません。この美しくない、臭《にお》いも決して好ましくない物を外に排出することで私たちは楽になります。ご家庭に水が通っていれば、レバーをひねると、排出物は流れていきます。しかし水が通っていなければ……結果を私は書きません。そして水が何日間も、何週間も、または何カ月も流れないとしましょう。そう、まさに悪夢です。最長でも1週間後には伝染病が発生し、1カ月も経たないうちに大都市の半分は機能しなくなるでしょう。この状態が何年も続けば、生き残れる人がいるとは到底思えません。

細胞における物質交換も人体と同じです。私たちの消化活動には老廃物の排出とともに、栄養素の分配が伴います。お手洗いに行くと体内の消化活動が終了し、残った老廃物が排出されこのだと思いがちです。しかしそれは間違っています。むしろこれは消化活動の第一段階であり、種を茎から取ったようなものなのです。そのあと種を組織の一つ一つに分配しなければなりません。つまり、最小単位にまで分解された栄養素を、体内に無数に流れる水路を経て、何兆もの細胞へ配らなければならないのです。この分配は水によって行われます。体内が何千、何万もの水路で構成されていると考えてみてください。この水路に水が流れていなければ、体の隅々にある細胞まで栄養素を届けることが困難になり、排泄《はいせつ》障害の上に栄養不良の問題まで抱え込むことになります。水不足が引き起こす問題はまだあります。

細胞に届けられた栄養素を、細胞はそのまま消費しません。細胞にはエネルギー生産に始まり、ＤＮＡの修復機能、細胞分裂による細胞の生成、寿命を迎えた細胞を細かくして再利用することなど、数え切れないほどの仕事があり、その過程で酸性物質が発生します。毒素となるこの酸性物質は細胞液の中に浮かぶため、イオンポンプの力を使って細胞の外に追い出す必要がありますが、細胞に十分な水が届けられないと私たちのお手洗いで水が流れなかった場合と同じことが細胞に起こり、最後にはこの酸性の細胞液が、細胞のＤＮＡにまで害をもたらし、無酸素性の原始的ながん細胞を発生させるのです。

無酸素性の生物は地球上で酸素のない環境で生きることに成功した初めての生物です。生命の始まりであるこれらの細胞の最大の敵は〝酸素〟です。そのため人体で細胞が生きている環境が退廃し、原始的な環境へと戻ると、自然と細胞も無酸素性へと戻るのです。がんの治療において体内に酸素を取り込む重要性は、ここから来ています。酸素はがんを鎮めるのです。ただし**酸素は体内で水に溶けた状態でのみ存在するので、水ががんの治療においても必要不可欠になります。がん細胞に水を届けるということは、がん細胞の死を意味します。**そのため、がんを克服するためには、酸素を含んだ水を十分に飲むことが必要なのです。

こんなに簡単なことが原因であるのにもかかわらず、医学はなぜ複雑で、望む結果をもたらさない方法を試すのでしょうか。

がん細胞も水不足を解消すれば、本来の正常な細胞に戻る!

私たちはワイシャツをコーラやコーヒーでは洗濯しないのに、なぜ大切な体をコーラやコーヒーその他の飲み物で満たし、自ら死に近づくのでしょうか。何億年もかけて生物が進化させてきたメカニズムを壊し、経済的な利益だけを追求して開発された飲み物で体と生命を暗闇へと導いているのです。

べきなかったがために体の外に排出されない物質を、体は一番大切なタンパク質の貯蓄を使って中和すると説明しました。ここで毒素の中和のために犠牲になった、これらのタンパク質が、本来はどのように使われるのかを見てみましょう。バトマンゲリジ氏は、次のように説明しています。

「トリプトファンは、セロトニン、メラトニン、トリプタミン、インドールアミンに変換されます。これらは脳と神経機関における最も重要な神経伝達物質です。例えば、このうちのセロトニンの体内における割合とうつ病は直接的に関係していると知られています」

「トリプタミンは二つのリジンと結合します。この化合物はＤＮＡの転写機関において品質管理システムで重要な役割を果たし、新しい細胞の生成時にはＤＮＡ転写の際の異常を切ったり接合したりします」

セロトニンが体内の高血圧、塩分バランス、そしてホルモンの生成を調整します。これは成長期の子供たちに水の代わりにコーラなどの飲み物を飲ませて育てると、その子の成長や未来に悪影響を及ぼすということを意味します。

恒常的な水不足が続くと、脳が限られた資源を効率的に使用する機能を開始し、タンパク質の貯蓄が分解されてエネルギー源に変換される理由をバトマンゲリジ氏は以下のように説明しています。

「仮にヒスタミンが細胞のカルシウムの上に貯蓄されたエネルギー源を枯渇させ、そのうち骨のエネルギーを捻出《ねんしゅつ》するために骨を分解したとすると、大量のカルシウムが解き放たれます。これはエネルギーの蓄積がすべて消耗されほかにエネルギーを含む筋肉などのタンパク質が分解されていることの表れでもあります。プロテアーゼが活動を開始し、乾燥へと強いられてしまった部位と腎臓において、まずは細胞のタンパク質を分解します。そして時間が経つとその働きは大きな筋肉にも及びます。細胞のタンパク質には、ほかの細胞との境界を認識する細胞膜上の受容体が含まれていますが、この受容体の分解によって潜在的な腫瘍《しゅよう》細胞は、その組織上で増殖し始めます。なぜならばもう周りの細胞との境界を認識する能力も、増殖を調整する能力も失ってしまっているからです。

最初の段階では、この細胞の増殖は『良性腫瘍』と呼ぶことが多いです。しかし体内の乾燥が続く限り、この良性腫瘍は常に悪性腫瘍に変化し得るのです。もしも細胞においてタンパク質の分解が、もう一段階進んで、DNA転写において発生すればそのときは悪性のがんへと変貌《へんぼう》するのです。

がん形成における最も重要な段階が、タンパク質生成酵素にまで分解が及んだときです。細胞でのタンパク質生成を担っている酵素は、『プロテインキナーゼ』と呼ばれ、逆にタンパク質の分解は『プロテアーゼ』と呼ばれる酵素が行います。

もしも、このプロテインキナーゼのうちのプロテインキナーゼCがプロテアーゼによって分解されると、プロテインキナーゼMが登場します。Cの約半分の大きさであるこのタンパク質生成酵素は自己中心的な酵素で、細胞の指令に従わない上に、時には細胞の働きに介入し、妨害します。まさにこの瞬間、細胞はやむを得ず自らの体制を一から整えなくてはならなくなります。がん形成の最も危険な段階がここなのです」(バトマンゲリジ氏の著作より引用)

なぜ細胞は新しい道へ進むのではなく後戻りしてしまうのか？　なぜ遺伝子を、生命を存続させる形ではなく、その反対に変換してしまうのか？　さらに、がん細胞がその原始的な姿から、元の状態に戻ることは可能なのか？　というような疑問が浮かぶでしょう。

正常な組織細胞は周りの細胞を観察しながら、その領域を侵害することなく増殖していくのにもかかわらず、がん細胞は利己的に増え続けます。こうして成長し自らが属している組織をも侵食してしまうのです。さらに、すでに体では水不足が起こっているため免疫能力も崩壊しています。そのためがん細胞は体の自己防衛能力によって殺されることがないのです。

がん細胞の一部は短期間でその場所を去り、血液の循環かリンパの流れを利用して、体内の他の部位へと拡がっていきます。これを「転移」と呼びます。転移したこれらの細胞は、新しい場所でも元の組織の性質を持ち続けます。例えば肺のがん細胞が脳にたどり着き、そこで増殖したとしても、それは実際には肺の細胞なのです。

バトマンゲリジ氏はがん細胞が、その原始的な構造から本来の秩序を持った組織細胞に戻る可能性があるとしています。

がん細胞が正常細胞に戻るメカニズム

1、体が短期間で水不足を解消し（その最も効果的な方法は塩水療法です）、細胞内の酸化を阻止すれば、細胞内の生命機能は元通りになります。こうして他の細胞ががん細胞へと変化する必要がなくなります。

2、体の免疫能力も元に戻るため、がん細胞は防衛能力を持った細胞によって殺され、新たに働きに加わります。

3、周りの環境が、がん細胞が生き抜くのにふさわしい状態ではなくなったため、新しい環境に適応することが難しくなります。こうして本来の能力を取り戻し、属している組織の一部として働きはじめる可能性が生まれます。原始的な細胞は酸素のある環境では生きていくことができません。酸素が豊富な環境では死んでしまうか、または本来の性質を取り戻します。元の姿を取り戻すことは可能なのです。なぜならばがん細胞の遺伝子は、属している細胞の性質を持ち合わせているからです。

がん治療における医学の最大の過ちである化学療法から目を覚ませ！

今日のがん治療において最も多く使われている治療法は化学療法です。化学療法とは、どのように行われるのでしょうか？　化学療法ではがんを抱える人々に、定期的に化学物質が投与されます。これらの化学物質の役目は、体において細胞分裂の過程にある細胞を死滅させることです。体で最も増殖能力の高い、つまり最も多く細胞分裂を行う細胞は毛髪細胞と免疫細胞です、化学療法の薬は、がん細胞と組織細胞の区別をつけることができません。そのため化学療法を受けている人々においては脱毛が起こるのです。脱毛とともに最も影響を受けるのが免疫能力です。がん細胞とともに免疫細胞も殺されてしまい免疫能力は崩壊してしまうのです。そして多くの人はがんが原因ではなく、化学物質がもたらした破壊によって命を落としてしまいます。なぜなら化学療法でダメージを受けた体は、もはや弱いウイルスや細菌にさえ負けてしまう、体の免疫機能が完全に停止している状態にあるのです。

化学療法を開発した人たちには、なんとも理解しがたい期待があります。彼らはがんが外部から来る影響によって発生すると考えていたため、がん細胞のみを殺すことができると思っているのです。しかし実際には、**がんは乾燥した状態にさらされている「細胞の戦い」**だということを考えると、その乾燥を解決しない限り化学療法はがんをより悪化させてしまいます。なぜでしょう？　それはこれら化学的な薬は体の、つまりは細胞の自然な生存環境を生きづらくしてしまうからです。そのために、残された細胞も薬によってがんへと変化してしまうのです。

化学療法の二つ目のおかしな期待は、正常細胞ががん細胞に比べるとより早く再生することができるという誤解です。この期待は、体が正常細胞をもう一度生産するだけの栄養物質を得ているという条件下でのみ有効となります。つまり体は化学療法に備え体系的かつ組織的に栄養素を摂取する必要があるのです。その栄養素とは水と天然塩です。この二つの物質は人体に不可欠な栄養素です。体が塩や水をはじめとする十分な栄養素を摂取できないとすれば、いくら完璧《かんぺき》な体でも、存在しないものから何かを生み出すことはできないのです。

これほど簡単なことなのにもかかわらず、医師たちは化学療法を行った人たちに薬のあとに水を飲まないよう警告します。私には理解不能です。これをなんと呼べばいいのでしょう。無知なのでしょうか？　無恥なのでしょうか？

それでも化学療法を受けるなら、それを有効化する方法は？

がんを患い、化学療法を始めた人のほとんどは薬を投与できる状態にありません。恒常的な水不足によって免疫機能が既に崩壊しているからです。化学療法は体が自分自身を再生する力を持っているときにのみ、そして体内で殺された細胞の代わりに新しい細胞を生み出すための栄養素が与えられるときにのみ、効果的となります。化学療法は体と死との競争です。体がこの競争に勝つためには必要な物質が十分に与えられる必要があります。そのときようやく死に打ち勝つことができるのです。

もしも化学療法によって殺される細胞の数が、新しく生まれる細胞の数よりも多ければ体は死にます。新しい細胞の方が多ければ、生き続けるのです。そのためには体が必要な栄養素を十分に摂取する必要があります。これは簡単な数学的な論理です。

化学療法を受けなければならない人への勧め

・化学療法を始める前に、最低3週間ヒマラヤ産クリスタル岩塩を使って塩水療法を試してみてください。

・機会がある限り海に行ってください。もし可能であれば海のそばで一晩過ごしてください。

・海に入れる環境にいらっしゃらないのであれば、家の中で最低でも2日に一度は岩塩か、ヒマラヤ産クリスタル岩塩を使ったソルトバスに浸かってください。

・食べ物を選ぶ際には、体内で酸ではなくアルカリを増やすものを選んでください。
・絶対に運動を欠かさないでください。「エネルギーを消費してしまう」と恐れないでください。
・がんを恐れないでください。体にがんを引き寄せるのは人間自身です。追い出すことも、その人次第です。体に対する最も大きな罪は、体の乾燥を放っておくことです。寿命が短くなっているとも考えないでください。余命3日と言われても信じないでください。死を受け入れない限り、体に必要な栄養素を与えることをやめない限り、誰もあなたの人生を終わらせることはできません。がんでさえも。そして、どの段階にいたとしても。

第5章

細胞内の光エネルギー(バイオフォトン)を元気にしよう!

がん形成における精神的な影響——江本勝『水からの伝言』の研究が教えてくれるもの

水について行われた近年の研究は、少しではありますが水の神秘を解き明かしつつあります。このうちの一つが、水研究によって今日世界的に知られている日本の学者、江本勝氏の研究です。江本氏は次のような考えから研究を始めました。「雪の結晶はどれ一つとして同じではない。それぞれの結晶が異なった作りと性質を持っている。では、雪の結晶の元の姿である水においても、分子ごとに異なった作りがあるはずだ」しかし問題は、これをどのように観察するのかです。その方法として、水をマイナス5℃まで凍らせたあとに写真を撮るという手段を発見したのです。

まずはさまざまな場所から、さまざまな都市から水のサンプルを集め、顕微鏡を通して写真を撮影しました。初めの結論は次の通りです。**「水には結晶を構成する傾向があり、その結晶は環境の影響を受ける」**

例えば都市別の水の比較をした場合、綺麗《きれい》な水は美しい結晶を作り、汚れている水は汚れの程度によって、結晶が変化します。東京の水はカナダのバンクーバーの水よりも汚いため、結晶にも違いが出てきます。

江本氏は研究をさらに進め、水と会話をしたり、さまざまな音楽を聴かせたりしました。結果は、とても興味深いものです。「ありがとう」「感謝しているよ」など感謝を込めた言葉で語りかけた水は大変綺麗な結晶を作るのに対し、「こん畜生！」「お前のせいで病気になりそうだ」などと言われた水は、体内のがん細胞のように乱れた形になりました。

学界からは江本氏の研究に多くの批判が集まりましたが、世界において水の研究が十分でなかったことが明るみに出ました。現代において、おかしなことのうちの一つがこれです。

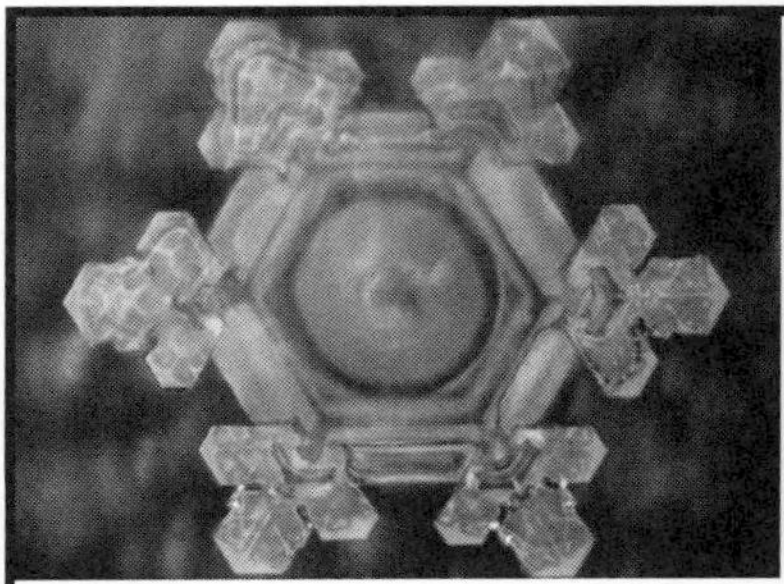

[ありがとう]
この宇宙はポジティブな情報・エネルギーによってつくられていると思います。「ありがとう」を見せた水の結晶写真は、中心に太陽のようなイメージが表れています。感謝の思いを表現することによって、私たちは太陽から愛のエネルギーを受け続けることができるのでしょう。

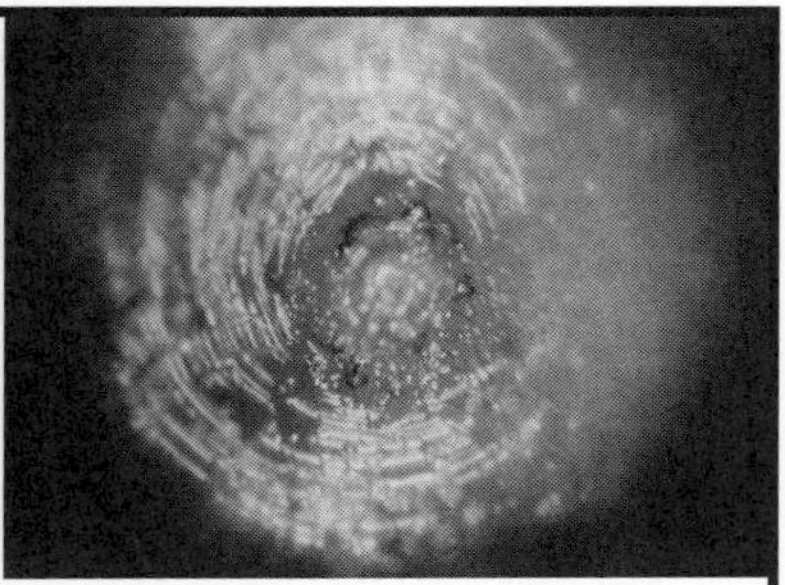

[ばかやろう]
ネガティブなエネルギーの代表である「ばかやろう」を見せた水の結晶写真は、ブラックホールのようでした。この宇宙まで吸い込まれてなくなってしまうのではないかと感じます。

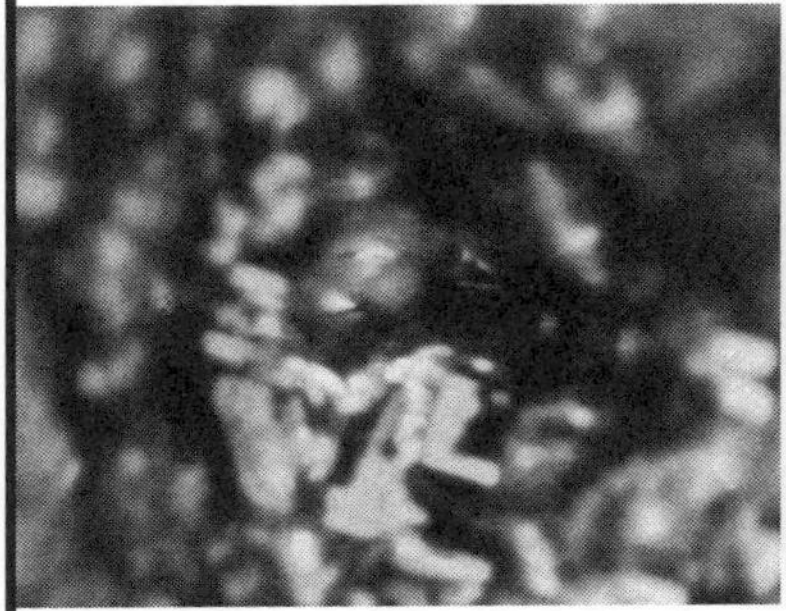

[品川の水道水ー祈りの前]
日本全国にいる500人の波動インストラクターに手紙を出しました。「1997年2月2日午後2時、オフィスの私の机の上に、東京・品川の水道水を入れたコップを置くので、『水がきれいになってありがとうございました』という願いを込めて、同時刻に、愛の『気・言霊』を送ってください」と。

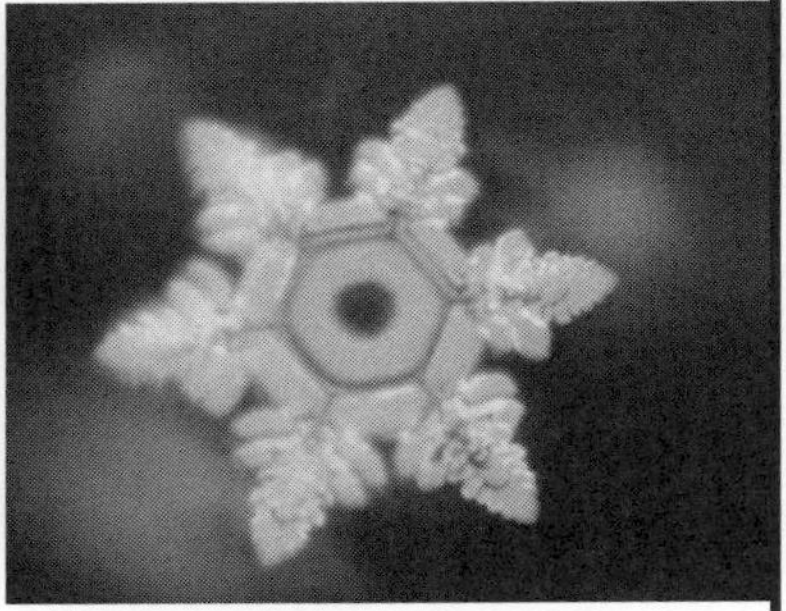

[品川の水道水ー祈りの後]
祈りの前の水道水からはきれいな結晶はひとつも見られませんでしたが、全国から愛の「気・言霊」を送ってもらった結果、素晴らしいものになりました。予想はしていたものの、これほど見事な変化を得られたことに対して、撮影班一同、感動を通り越して涙がこぼれそうになりました。

水が情報を記憶し、人間の意識に反応することを示す江本勝氏の研究は世界に影響を与えた。写真、キャプションとも『[完全ベスト版] 水からの伝言』江本勝著、ヒカルランド刊より。

ほとんどの人が体の75％以上を構成しているのが水だということを知っているのにもかかわらず、残りの25％の構成要素である固体の解明に重きを置いています。そしてこれらの固体についても正しい認識がなされていません。

生物物理学は次のことを明らかにしました。**水の分子は結合しながら一つの集合体を形成するとき、例えば雫《しずく》になるとき、分子間に光エネルギーを必要とします。**この光エネルギーとは、私たちが知っているあの光エネルギーです。このエネルギーを日本人は波動と呼び、学術においては光子と呼ばれます。水の特徴を、性質を、または品質を決めるのはこの光エネルギーなのです。水の分子を結合させるこの光エネルギーの量は、いかようにも変化するので、雫一つ一つの性質が異なるのです。

江本氏が写真を通して明るみに出した真実は、実際にはこの光エネルギーのことなのです。このエネルギーは水への対処によって変化を見せます。例えば暴言を吐かれた水は分子の間にあるこのエネルギーを失う反面、感謝され、綺麗な音楽を聞かされた水の分子は、周囲からより多くのエネルギーを集めることができるのです。

このエネルギーは常に私たちの周りにあるエネルギーです。生物が水から得るエネルギー、別の言い方では水が生物に与えるエネルギーは、このエネルギーなのです。日本人が波動と呼ぶことは偶然ではないのです。すべての水が同じではないこと、人間にとって大事な役割を担っているのがこのエネルギーであることを考えると、飲む水の品質を正しく選別しなくてはならないと気づかされます。研究によるとエネルギーの量という点から最も豊富な水はミネラルウォーター、特に掘り抜きの水であることがわかっています。

バイオフォトン：光の最小単位はフォトンと呼ばれています。ここから派生して、生物が生み出した光エネルギーをバイオフォトンと呼びます。**すべての生物細胞は、いたって弱い光エネルギーによって交信しています。**

これに関する初めての研究は1930年代にロシア人の生物学者かつ医者のアレクサンダー・グルヴィッチの研究までさかのぼります。研究によると生物組織の内部構造は、太陽光の影響を多く受けていることがわかりました。太陽光は、組織内部の作りに影響しています。細胞は太陽から光だけでなく、情報も得るのです。この情報とエネルギーは、細胞の成長に大きく作用します。

1970年代にはフリッツ・アルバート・ポップ教授が、細胞におけるこのエネルギーを証明しました。バイオフォトン物理で知られている形式ではなく、細胞の発光として認識されています。この反射は今日では機械によって測ることができます。これは、すべての組織の固有の反射です。

これらすべては人間の健康全般に通じていますが、がんとはどのような関係があるのでしょうか?

水が音楽や言葉、行動の影響を受けるように、私たち人間だけでなく、すべての組織細胞も影響を受けるということは多くの人が知っています。「こいつのせいで病気になりそうだ」という言葉は単なる例えではないのです。ほぼすべての文化に、これに似たような表現があります。今、この言葉の意味をよりよく理解することができます。

日々どこかで誰かが、家畜がより多くの卵を産んだり乳を出したりするようにと、植物の成長が早まるようにと、音楽を聴かせています。なぜならば、ほとんどの生物の構成要素の大部分は水です。水が影響を受け、反応を見せるものには、生物組織も反応するのです。

水が音楽や言葉の影響を受けて結晶の形を変えることを、日本人の江本勝氏が発表したことに対して世界各国で賛否両論のさまざまな反応が出ました。科学的でないという立場の人もいれば、画期的な発見だと支持する人もいたわけです。私はこのことに対し興味を持っていますが、今はどちらの立場につくかを表明いたしません。しかし、さまざまな物質は環境や用い方によって性質を変えることがあり、江本氏の主張をすべて否定する気にはなれないのです。水がどのような要因によって変化し得るのか、その働きはどのようなものになるのか、水そのものの研究がより活発に行われ、幅広く多くの人たちによって議論検証されることを望んでいます。

精神状態は生物の健康的な体に深く影響を与える

原始的な社会において人々は、自然の法則に従って生きていました。自然の法則とは弱肉強食です。すべての生物は私たちが野生と呼ぶ環境で生命を存続させるためにさまざまなメカニズムを発達させてきました。しかし今、私たちが暮らす現代社会で生きることは、野生環境で生きる環境と比べても、まったく容易ではありません。毎日、富を追求する恐ろしいほどの欲望は社会の文化を乱し、人間の生き方を空っぽなものとするだけでなく、人はこの野蛮な空気と格闘しながら生きていかなければならなくなりました。

このような暮らしの中で、私たちは生きるためにお金を稼ぐのではなく、お金を稼ぐために生きるようになってしまいました。現代の社会で、日常のささやかな出来事に感動しながら人生をありのままに楽しめる人は少ないでしょう。この状況は体にとって、信じられないほどの圧迫感です。体をこのような圧力の下に置くことは、代謝のメカニズムを崩すことにつながります。結局は体のほとんどは水でできているのです。精神的な圧迫が私たちの力を奪い、健康を害することは、もはや謎ではない明白な事実なのです。

精神状態は生物学的な健康と体の機能に深く影響する、とはっきり言うことができます。そのため病気のほとんどは、精神的な原因を持っていることが多くあります。がんも同じです。今日、精神的な圧迫感、特に社会的な圧力は、社会全体を包囲するほどの病気をもたらしました。あとでも触れるように、がんやそのほかの病気の治療において、精神的な要素はとても重要なのです。

体の生物学的かつ精神的なバランスが安定し、体の働きを補助するために適度な運動をすれば、がんを恐れる理由など一つもありません。**医師がよく口にする「余命は何カ月です」といった人の生きる力を奪うような言葉を信じないでください。残された寿命がどれほどあるのか、これを決めることができるのは本人だけです。**なぜなら人間の体は生命を維持するようにできているのです。体が必要としている物質と自信を与えてあげてください。そもそも生きる希望を失ったとき、もはや誰もあなたを健康な状態に戻してあげることはできないのです。

人間は一度崩れた体のバランスをどのように取り戻すのでしょうか？　これについては二つの項目に分けて考えていきます。一つ目は、体の生物学的なバランスを安定させるためには、どのような栄養素をどれだけ摂らなければならないのか。二つ目は人間の生きる力、つまりは治療において体を補助する精神的な力をどのように獲得すればいいのか。これについて考えていきましょう。人はがんと闘う際に、生物学的にも精神的にもがんを克服する準備ができている必要があります。「助かったならば、それは奇跡です」と言われるような状況においても、このような言葉には根拠が一切ありません。この奇跡を起こすためには、ただ生きることが、最も単純な形で生きることが大切なのです。

生物学的なバランスの安定のために必要なものは、精製されていない天然塩と水

もう、「水は喉が渇いたときにだけ飲むものではなく、継続的に飲まなくてはならない栄養素である」ということはわかっていただけたでしょう。第2部の9章「精製塩は人体に不要である！」において、またご説明しますが、ここでも軽く触れさせてください。二つ目の大切な栄養素は精製されていない天然塩です。水と塩は、生きているほぼすべての生物において、共に生命機能を補助します。ただし共に！　どちらか片方を摂取して、もう一方を摂らなければ、生物におけるさまざまなバランスが崩れます。そのため水と塩を一緒に計画的に摂取する必要があるのです。そのために最もふさわしい方法が「塩水療法」なのです。

例えば**塩を摂らずに大量の水を飲めば、水は体のミネラルを破壊し、体内の循環システムに異常が出て心臓の動悸《どうき》が起こります。逆に水を摂らずに塩をたくさん摂取すると、訳もなく体重が増え、体が水を溜め込んだ状態に陥ります。**そのため体の状態をよく観察し、水と塩をバランスよく摂取しなければなりません。（「塩水療法」は第3部を参照）

人間は呼吸や尿排出、そして発汗によって常に水を失います。失われた水の代わりに新しい水を飲まなければなりません。飲んだ水が十分であるかどうかを調べる効果的な方法は、

尿の観察です。通常、尿は少し黄色いか、または透明です。もちろん食事の中に尿の色に影響を及ぼす何かが含まれていないという前提のもとでの話です。尿の色が薄い黄色か透明である場合は十分に水が摂取されているということです。逆に水不足によって体の乾燥した人の尿は濃い茶色になります。もしも尿の色が濃ければ、体が水を欲しているというサインなのです。

体内に塩が足りているかどうかは、血液循環が安定しているか否かで判断することができます。塩を大量に摂取し過ぎると体は水を溜め込み、塩の摂取量を減らすことが必要となります。反対に水を多く飲んで、体内に塩が足りていないと、心拍数が増え、筋肉に痙攣《けいれん》が起こります。そのときは、もう少し塩を摂取しなければなりません。こうやって生物学的なバランスを安定させることが必要なのです。

がんの克服のために摂る栄養——病気は運命ではない!

前にも触れたように、人間は第一に生物学的な存在です。生きることとは、ある意味で物質交換であり、エネルギー生産と消費であり、それ以外の何ものでもありません。体におけ る生命活動が正常に機能するためには、摂取される栄養素が十分な量かつ正しいものである必要があります。車のバッテリーがわずかであると車が動かなかったり、ガソリンが少ないと目的の場所まで到達できなかったりするように、体が正常に生命活動を続けることは必要な栄養素を十分に摂らなくてはならないのです。私たちは車にガソリンを入れる際に燃費に気を使うのにもかかわらず、体に物質を取り込む際には、その栄養素やエネルギー効率に気を使いません。

正しく言い直すと、摂取した栄養素が本当に有効な栄養素であるかどうかを気にかけないのです。料理の味だけを気にしながら食事をすることは、後々つけを払うことになります。美味《おい》しくて簡単という理由で高カロリーの食材を電子レンジで料理をしても、そこには必要な栄養素が含まれていないばかりか、有害な物質になっている危険性があるのです。この最も簡単な例は電子レンジとパスチャライズ牛乳（トルコ料理）です。パスチャライズ牛乳を使って作る美味しい料理はお気に召すかもしれませんが、それは体にとって必要な栄養素ではありません。

また電子レンジで温めた美味しいお料理も、もはや体にとっては栄養素ではないどころか、危険な物質でさえあるのです。この事実は昨日まで知られていなかったとしても、今はもう知られています。あとは誰が知っていて、誰が知らないのかということです。これを知らない人は、自分の体に対して手を差し伸べることができません。

野生動物には肥満はあり得ません。肥満とは人間が栄養素の摂り方を誤った結果生まれるバランスの崩れです。多くの動物は冬を超すために脂肪を溜め込みます。脂肪は寒さに対して遮断性という性質を持ち、もう一方で食物が手に入らないときに分解されてエネルギー源になるという役割を担っています。つまり自然界においては脂肪の蓄積が彼らの生存のチャンスを増やすにもかかわらず、人間においては病気の温床となってしまうのです。現代において、寒さを乗り越えるために脂肪を蓄積する必要のある人など、どこにいるでしょうか。そのため肥満の人は、食習慣を早急に見直さなければなりません。がんが肥満の人に多く見られるのは、偶然ではないのです。

社会において病気は運命だという考え方が広まっています。しかし、すべての病気において、結果を左右するのは食習慣なのです。人が話し、笑い、歩き、走っているうちに、古い細胞が死に、新しい細胞が生まれています。つまり数え切れないほどの生命活動が体内で起こっているのです。では、これらは何によって行われているのでしょう、どのように起こっているのでしょう？　第一にすべての活動にはエネルギーが必要となります。もし体でエネルギー不足が生じていたならば、あなたがエネルギーを含まない食べ物を摂取し、最も重要な栄養素である水を飲まなければどうなるのでしょう？　体は満たされることなく際限のない食欲に悩まされることになります。もう一度欲します、もう一度、そしてもう一度……。

しかしあなたは食べ続けます。

ひどいときには、こんなことを言う人もいます。「いやあ、食べても食べても腹が減るなー」と。野生動物は自らを滅ぼすほどに食べることはありません。しかし人は際限ない食欲に溺《おぼ》れてしまう生き物です。現代においては、飢餓で亡くなる人たちがいるのに、富を得た地域では食べ過ぎて亡くなっていく人がいるという悲しい現実があります。

恰幅《かっぷく》がいいことは、富を表すわけではありません。人体には本来、肥満になるような余裕はありません。体が必要としているものを摂取せずに、いらないものばかり食べたときにだけ、体は余分なものを溜め込むのです。脂肪蓄積の仕組みは、自然界で生きる生物の寿命を延ばすためだけに発達した能力です。冬を越さなければならない鹿のように、人間はマイナス30℃の中で食べ物を探さなくても生きていけます。動物の生存確率を上げる脂肪を蓄える能力は人間の社会、特に富のあふれる社会においては、死に関わる要素へと変貌してしまったのです。

多くの人は脳が発するエネルギー不足の警告を誤って解釈し、水を飲む代わりに固形の食物を摂りますが、この食物にエネルギーが含まれていないという第二の過失を犯すことで肥満とそれに続く深刻な健康障害へと近づいてしまうのです。満腹を知らずに食べ過ぎる人の発がん率は、いたって高く、体内に溜め込まれた物質の酸化がその原因です。肥満を抱える人は手遅れになる前に、手を打たなければならないのです。今すぐに。

肥満の人たちを観察すると、彼らは疲れやすく、横になって休むことが多いことに気づきます。これを傍から見ると「怠けている」ように見えます。しかし、それは脳がそのような指令を出しているのです。彼らが純粋な水をあまり飲んでいないこと、または意識して水を飲んでいないことは確かでしょう。そのため体内は常にエネルギー不足の状態にあります。この対応策として脳が体の動きを制限しているのです。このことを社会は理解せずに彼らに「怠け者」のレッテルを貼《は》ってしまうのです。

ローフードのすすめ――生で食べられるものは、できる限り生で食べよう！

私たちの食生活を間違いに導くものの一つにマスメディアが生む「迷信」があります。

商業主義に彩られた特定の食物の情報が、繰り返されることでその存在が正当化されます。これらを食べることで、自分は十分かつ正しく栄養を摂取していると思い込んでしまう社会に私たちは今生きています。この害毒から身を離し、人生にとって有意義な知識を身につけるとともに、余暇を心豊かに過ごす趣味を持つことをお勧めします。（私には〝サズー〟というトルコの伝統楽器が傍らにあります）実際にはテレビがお茶の間に届ける情報の内容と価値は宣伝以上のなんの価値も持ちません。もう一つの間違いは、私たちの食文化、特に調理方法にあります。原材料は同じでも調理法によって得られる栄養素は変わってきます。調理とは、材料を本来の状態から遠ざけることにほかなりません。元の状態から遠ざかれば遠ざかるほど栄養素を失っていくのです。

例えばビタミンCは、太陽や熱、そして水分に敏感に反応します。お料理に火が通れば通るほど、本来の姿からは離れていき、その分だけ栄養素が失われるのです。体内にある酵素は高温には耐えることができません。そのため、体温が40℃以上に上がると酵素が破壊され危険なのです。人体の平均体温が37℃前後であることにも理由があります。水が温度を変える際に最も多くのエネルギーを必要とする温度が37℃なのです。つまり37℃の体温を変えるためには最も大きな熱エネルギーが必要となるのです。こうして人体が熱を逃したり溜め込んだりする危険性を最低のレベルに引き下げているのです。

私たちの多くは料理を美味しさと美しさによって評価します。しかし実際には料理の味は、その料理の栄養素を測る指標とはなりません。逆に料理が美味しくなるようにと、本来の姿から離れるほど、栄養素も失われていきます。別の言い方をすれば、**一番よく火が通っている料理は、栄養素を一番含んでいない料理**なのです。忘れてはいけないことは、熱するということは一つの化学的な処理です。食べ物を熱して食べる生物は人間以外に存在しません。

食べ物を熱して自然の状態から遠ざけると、栄養素が失われるのです。今述べたことは、美味しい料理を作る人、特に台所を司る主婦にとっては納得のいかないことかもしれません。しかし特にがん治療においては水と塩の次に重視されなくてはならない大事なことなのです。私たちの勧めは、野菜や果物のように生で食べられるものは、できる限り生のまま食し、失われる栄養素を減らすことです。例えば、じゃがいもを茹《ゆ》でる際には、かじった際に完全に火が通っていないことに気がつく程度に茹でる必要があります。一方で食べ物が新鮮であるかどうかに注意をしなくてはなりません。もう私たちはリンゴを木から取って食べる時代には戻れません。スーパーで買ったリンゴがどのような過去を持っているのか、一切わからないのです。人類は枝に下がっているリンゴをもぎ取り、巣の中にいるハチを追い出していますす。私たちがスーパーでリンゴを手にして気にするのはその値段と見た目です。例えば虫が喰《く》ったリンゴを誰も買いません。しかし逆に考えてみる必要があるのです。虫でさえ食べなかったリンゴは人体にどのような影響を及ぼすのか？　と。

実際にはリンゴは環境にもよりますが、枝から切り離されてから遅くても数週間後には腐り始めるのが通常です。自然界は、ここでとても単純な方法を見つけたのです。腐って落ちることによって、新しい命が芽生える可能性が生まれます。

そのため、特にがん治療において、今までの食生活を一変させることは大切なのです。食習慣は健康なときには目立たなくても、がん治療の際には非常に重要となります。できる限り野菜や果物は生の状態で食べるようにしましょう。火を通さなければならない状況でも、料理の醍醐味《だいごみ》である美味しさは、とりあえず置いておき、できる限りエネルギーを奪わない形、つまり火を通すのであれば最小限にするよう心掛けましょう。今まで食べていた料理の味を求めようとしないでください。大事なものは料理の栄養素です。食材が本来の姿から遠ざかれば遠ざかるほど栄養素は失われていきます。何時間も煮込まれたトマトスープは、コクがあって美味しいかもしれませんが、そのスープを10リットル飲んだとしても、生のトマト1個分のエネルギーやビタミンに及ぶことはありません。例えば煮たリンゴの種を植えようとする人はいないでしょう。火の通った種から、立派な樹が育たないことは、ほとんどの人が知っています。煮詰めたリンゴも人体にとっては同じなのです。なぜならば自然界における生命の論理はすべて同じであるからです。つまり、このリンゴの例は、他のすべての物質においても当てはまります。生では食べることができない果物であれば、絞ってジュースにして、新鮮な状態で飲んでください。保存されたジュースは体の役に立ちません。これは同時に、スーパーから買ってきたジュースがたとえ美味しくても、中身は役に立たないということを示します。あなたは果物のジュースを飲んだと思っていても、体が必要としているエネルギーは補給されていないのです。

ここで、これらの基本的なルールが守られているという前提で、がんとの戦いにおいて気をつけなければいけないことは何かを考えたいと思います。前にも述べたように、がんの最大の原因は体内に毒素が溜まることにより、細胞内のpHバランスが崩れることです。そのため栄養素に関しても体を酸性化させる肉、アルコール、砂糖、そして砂糖を含む食べ物から遠ざからなければなりません。なぜならば、そもそもがんは細胞液の酸性化が原因であるため、酸性の食べ物はがんが生きやすい環境をさらに助長させます。また、体の異常な酸性化は、がんのみならずさまざまな健康上の問題の原因となります。

がんを治療する際の大前提は、食べ物の8割が野菜や果物、つまり体内でアルカリを生み出すものであることです。

砂糖やチョコレートが入ったお菓子や肉・肉製品、サラミやソーセージなど、牛乳本体ではなく、それを使った乳製品、赤小麦以外のコーンフレーク、コーラ、コーヒー、紅茶、アルコール、動物性脂肪……これらは皆、酸を生み出します。オリーブオイルががんに効果的だという噂《うわさ》があります。しかし、コールドプレス（低温圧搾《あっさく》）が行われたオリーブオイルのみが酸ではなく、アルカリを生成します。噂の根源は、ここにあるのでしょう。

食事と調理方法について

・1日の始まりに、たくさんの果物を食べてください。
・果物や野菜が新鮮であることに注意してください。
・体を酸性化させる食べ物からは逃げてください。
・果物や野菜は、できる限り生か蒸した状態で食べ、火を通し過ぎないでください。茹《ゆ》でれば茹でるほど栄養素は逃げていきます。
・よくある調理法を実践するのではなく、食べ物の本来の姿が崩れないように気をつけてください。調理を思いついたのは人間です。自然界に調理というものは存在しません。火の通った食べ物、特に高温で調理された食べ物は、その化学結合すら分解されている状態です。例えば焦げが発がん性を持っていると言われますが、これは間違いではありません。なぜならば自然界に存在しないすべての物質は体にとって発がん性物質といえるのです。
・野菜はマグネシウムと鉄分を豊富に含んでいます。これら二つは酸素運搬の役割を果たします。さらにクロロフィル（葉緑体）はアルカリを生み出します。それだけではなく野菜は体にとって大切なミネラル、タンパク質、油も含んでいます。できる限り生のままお召し上がりください。

・果物の中でも特にブラックベリーや色のついた果物は体内の毒素の蔓延《まんえん》に対して大変効果的です。果物も野菜と同じように体をアルカリ化させます。体はカリウムやカルシウムのような数多くのミネラルを果物から摂取します。バナナ、マンゴー、柑橘《かんきつ》類、梨、リンゴ、プラム、トマト、メロン、アボカドのような果物は病気、特にがんを抱える体にとって大変重要です。

微量ミネラルの重要性

ミネラルは体内で大変重要な役割を持っているのにもかかわらず、一部の酵素やタンパク質のように体が自分で作り出すことができず、外から摂取しなければなりません。ミネラルは有機的に体内に取り込まれたときのみ、その働きを見せます。つまり、何百個ものカルシウムサプリメントを飲んだとしても、にんじん1本分のカルシウムを摂ったことに及ばないのです。しかもサプリメントから摂った無機質のカルシウムを体の外に排出するために、水とエネルギーが必要です。

第4章において、水のような小さな分子のみが容易に細胞に出入りできると説明しました。無機のミネラルの分子は大きいため細胞の中に入ることができません。ヒマラヤ産クリスタル岩塩についての研究によると、この塩の特徴は環境汚染にさらされていない古代の海水を原料としていることと、**地下の高圧力によって圧縮されたことによりミネラル粒子が非常に繊細な作りとなっている**ことです。ヒマラヤ産クリスタル岩塩の治癒力は、ここから来ています。特に塩水療法をすると、クリスタル岩塩に含まれる数十種類の微量元素が体のエネルギーとミネラルを補給するのです。

体における量という観点から、ミネラルを二つのグループに分けて考えることができます。第一グループには体内に豊富にある成分が入ります。1キログラム当たり50グラム以上存在するミネラルは、カルシウム、ナトリウム、塩素、カリウム、マグネシウム、そしてリンです。第二のグループに入るミネラルは量の面から考えると、多いとは言えないため、微量元素と呼ばれています。しかし人間の体における役割は非常に重要です。このグループにはヒ素、クロム、バナジウム、亜鉛、そしてスズが入ります。

ミネラル不足の悪影響は体内のさまざまな機能の低下をもたらす

食べ物の中のミネラルバランスは、がん予防における大変重要な要素です。がんの克服においては、さらに重要な要素です。血液循環量を増やすためにも、血液濃度を安定させて体の隅々にまで届けるためにも、天然塩を摂ることが必要となります。**天然塩は細胞液をアルカリ性に保つ効果も持っています。**これはがん予防、がん治療において最も重要な働きです。精製されていない天然塩を構成しているミネラルであるカルシウム、マグネシウム、カリウム、セレン、亜鉛などの微量元素は細胞液中の水分量を増やし、アルカリ性に保ちます。そのため精製され、中に微量元素が残っていない塩ではなく、精製されていない海塩かクリスタル岩塩を摂ってください。

代表的な各ミネラルの働き

カルシウム：細胞における発電を手伝い、骨の形成に役立ちます。骨は体のエネルギータンクであります。緊急時には骨が分解されることで、エネルギー不足に対応します。尿排出によって余分なカルシウムは外に排出される必要があります。排出されなかった場合には腎臓結石が起こります。

　牛乳やチーズ、ヨーグルトなどの乳製品、いんげん豆、いちじく、かぼちゃ、ゴマ、ヘーゼルナッツ、くるみ、ブロッコリー、卵、じゃがいも、そしてすべての緑黄色野菜、マメ科の植物、そして殻つきのナッツに含まれます。

マグネシウム：脳、心臓、腎臓、肝臓、膵臓《すいぞう》、生殖器官のようなエネルギーを必要とする器官の細胞の正常な働きを補助します。細胞の働きと寿命に影響を及ぼし、３００以上の化学反応に関わります。

　マグネシウム不足は高血圧や不整脈の原因となります。

　緑黄色野菜、レンズ豆、いんげん豆、えんどう豆、くるみ、アーモンドなどに含まれます。糖分を含む飲み物は、リン酸を多く含みます。リン酸は体内のマグネシウム貯蓄を一定量消費していきます。

亜鉛：ＤＮＡの構造において２００以上の酵素やタンパク質の生成に役立ちます。がん治療において、ほぼ毎日の食事で摂取されなければならないミネラルです。ポップコーン、ゴマ、かぼちゃの種、牛肉、チーズ、小麦、ピーナッツ、いんげん豆、えんどう豆に含まれます。

セレン：セレンの不足は亜鉛と同じように、細胞の生命活動に大きく影響します。くるみ、ライ麦パン、玄米、大麦、えん麦、魚、マッシュルーム、にんにく、オレンジの果汁に含まれます。

運動の必要性――酸素を細胞に届けてがん細胞をやっつける！

水、塩そして「運動」ほど人間の健康に大きく影響するものはありません。歳をとるにつれて運動の重要性は増します。がん治療の際の、最も重要な要素の一つは、計画的に運動をすることです。どのような運動をするかは自由です。大事なことは、それを毎日、十分な量続けることです。ウォーキングをするのであれば、のんびりと歩くのではなく、少し体を慣らしながら早足で最低1時間続けてください。体を動かすことは、血液の循環を助け、体の隅々に酸素を届けます。酸素はがん細胞にとって死を意味します。運動は体の機能を向上させる上に、体内の血管とリンパを通した酸素の運搬を助けるのです。

第6章

電磁波を避けて、喜びと光に満たされよう！

電磁波の影響と距離を置いて生活する――男性ホルモンが30%減少！

19世紀の産業革命ですら、人間の生活と社会関係を携帯電話ほど大きく変えることはできなかったでしょう。今までに生み出されたどんな産業製品もこれほど急速に市場を征服することはできなかったと思います。携帯電話は今や世界中のどこにおいても、貧富にかかわらず、農村部から都市部まで、読み書きのできない人から詩人まで、すべての人を狂わせてしまいました。おそらく世界の人口のうち、ほんのわずかな人々だけが携帯電話を持たずに生活していることでしょう。

いつでも、どこにでも連絡を取れることは、もちろん便利なことです。この小さくて素晴らしい機械を持つことによって、電話で話すことと、会って話すことが同じことであるかのように認識されるようになりました。多くの人にとって欠かせないものとなり、特に若い人や学生の間では、伝染病のように広まっていきました。この小さな機械を手に持ち、ポケットに入れ、枕元に置きながら幸せに生活する中、誰もその機械が健康にどのように影響するのかということまで考えません。開発されてから今日まで、何年も経った今、じわじわと健康への害が明るみに出てきました。

私たちは、この機械で通話をしているだけだと考えていました。しかし実際には私たちの体の内部にこの機械は影響を与えています。今現在まだ正式な発表は行われていませんが、独自に研究を行っている学者たちの研究によると、人類を恐怖で震えさせるような結果が出ました。携帯電話が人間の健康にどう影響するのかを議論する前に、今までに明らかになった発見を見てみましょう。

2004年にハンガリーの Szeged 大学において行われた研究によると、**電源が入った状態の携帯電話をベルトやズボンのポケットに携帯している人において、男性ホルモンが30%減少している**ことが証明されました。生き残った精子に関しても、運動率の低下が見られました。これはつまり、携帯電話で頻繁に通話することだけでなく、通話の準備ができている状態（電源が入った状態）で持ち運ぶことも同じ危険を伴っているということを意味します。

スウェーデンの学者たち（神経外科医の Leif Salford 博士、神経病理学者の Arne Brun 博士、放射線物理学者 Bertil Persson 医師）は、携帯電話や無線電話が発する電磁波が「血液脳関門」を開かせると証明しました。血液脳関門とは脳を物質交換の際に、害のある物質から守る働きをする細胞壁で、脳に水と酸素のような重要な物質のみを通します。その他の物質は血液脳関門の許可なしには入ることができません。例えば二酸化炭素や薬のように害を持つ物質が脳に入ることを防ぎます。こうして体の指令器官である脳は血液循環によって運ばれる物質の中から害のある物質を排除するのです。

研究では人間の脳に最も近い脳を持つマウスを使い、一部のマウスを携帯電話が発する電磁波から逃れられない環境下に隔離したあとに、観察しました。この実験に関する研究者による発表は次の通りです。「私たちは血液脳関門を通過することのできるタンパク質を少量検出しました。しかし、どれだけ危険であるかについてはいまだにわかっていません。同じ物質をマウスの脳に直接注射すると、マウスの脳に同じだけ害をもたらしたことが、さらには脳を完全に崩壊させたことが、他の実験でも観察されました。人間の血液脳関門とマウスの血液脳関門は非常によく似ています」

携帯電話の電磁波にさらされたマウスの脳は次々ページの写真（図Aのまだら状の斑点）からわかるように、破壊されています。この破壊は元の写真では薄い赤色と濃い赤色で表れています。これに対して、電磁波を浴びていないマウスの脳は（図B）健康的に見えます。学者たちは携帯電話が原因で空洞ができた血液脳関門からタンパク質だけでなく、その他の物質、特に薬が通り抜けることができるという事実を強調し、さらにそれが深刻な健康の問題をもたらすと主張しています。

「血液脳関門によって一切脳に近づくことができない薬や毒性を持った物質は、今や何の障害もなく直接脳に入る道を見つけました。そしてその結果は予想もできないほどです。荒廃した神経細胞は知的障害や老化の進行、パーキンソン病やアルツハイマー病の原因となり得る」ことを上記の学者たちは主張しています。

この学者たちにとって重要なことは、携帯電話で何時間通話したかではなく、脳に入り込んだ物質が何であるのか、そしてどのくらいの期間、脳に滞在し続けたのか、という点です。今日まで、携帯電話が原因となった病気の統計はとられていないため、確かな結論に到達することは困難です。しかし、敏感な医師たちによって少しずつ公表されるこれらの研究に注目していく必要があります。

例えばドイツでは、携帯電話が原因で発症率が増えたさまざまな病気を研究している医師

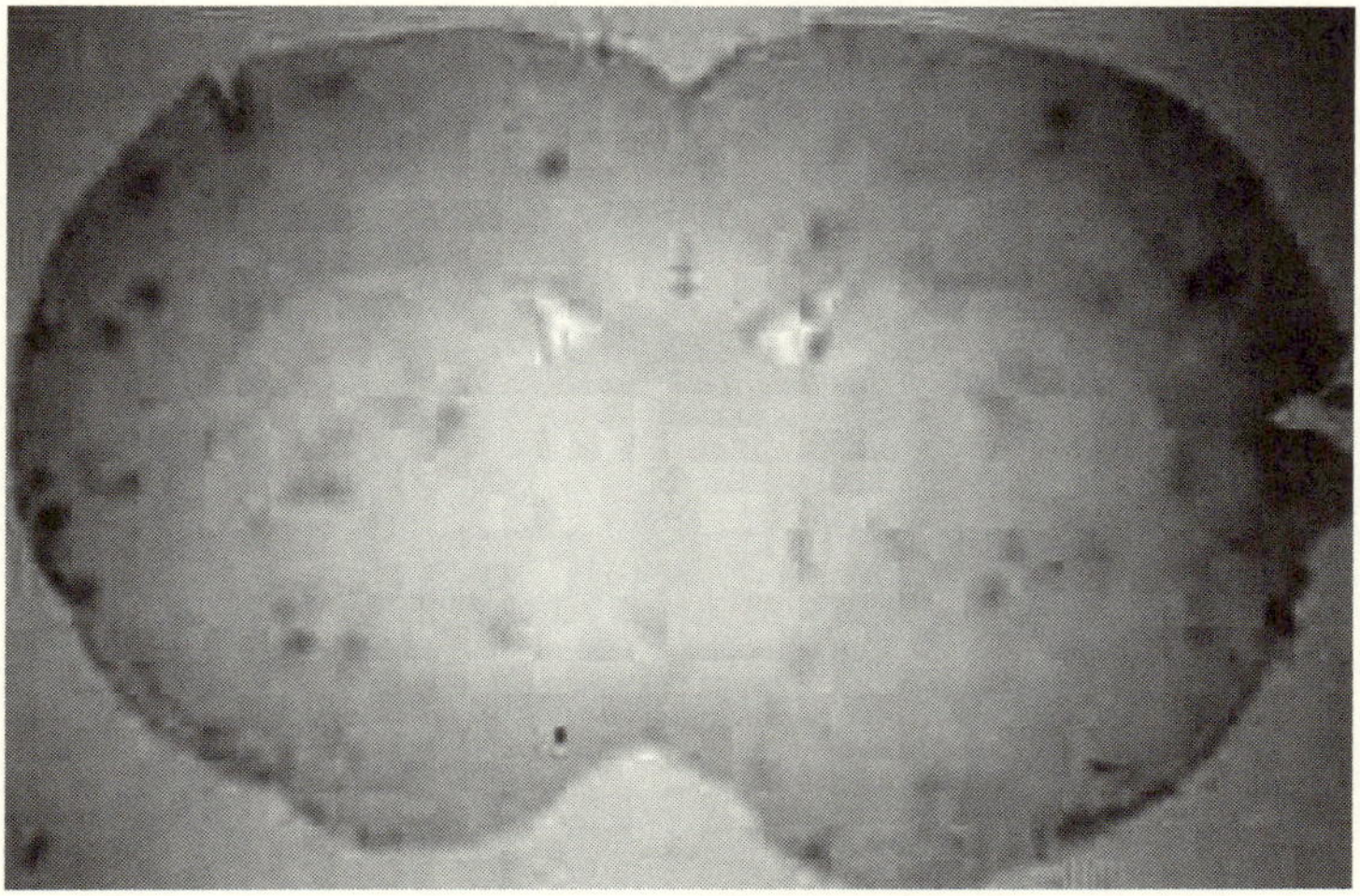

図A　約2時間、携帯電話の電磁波を受けたマウスの脳。

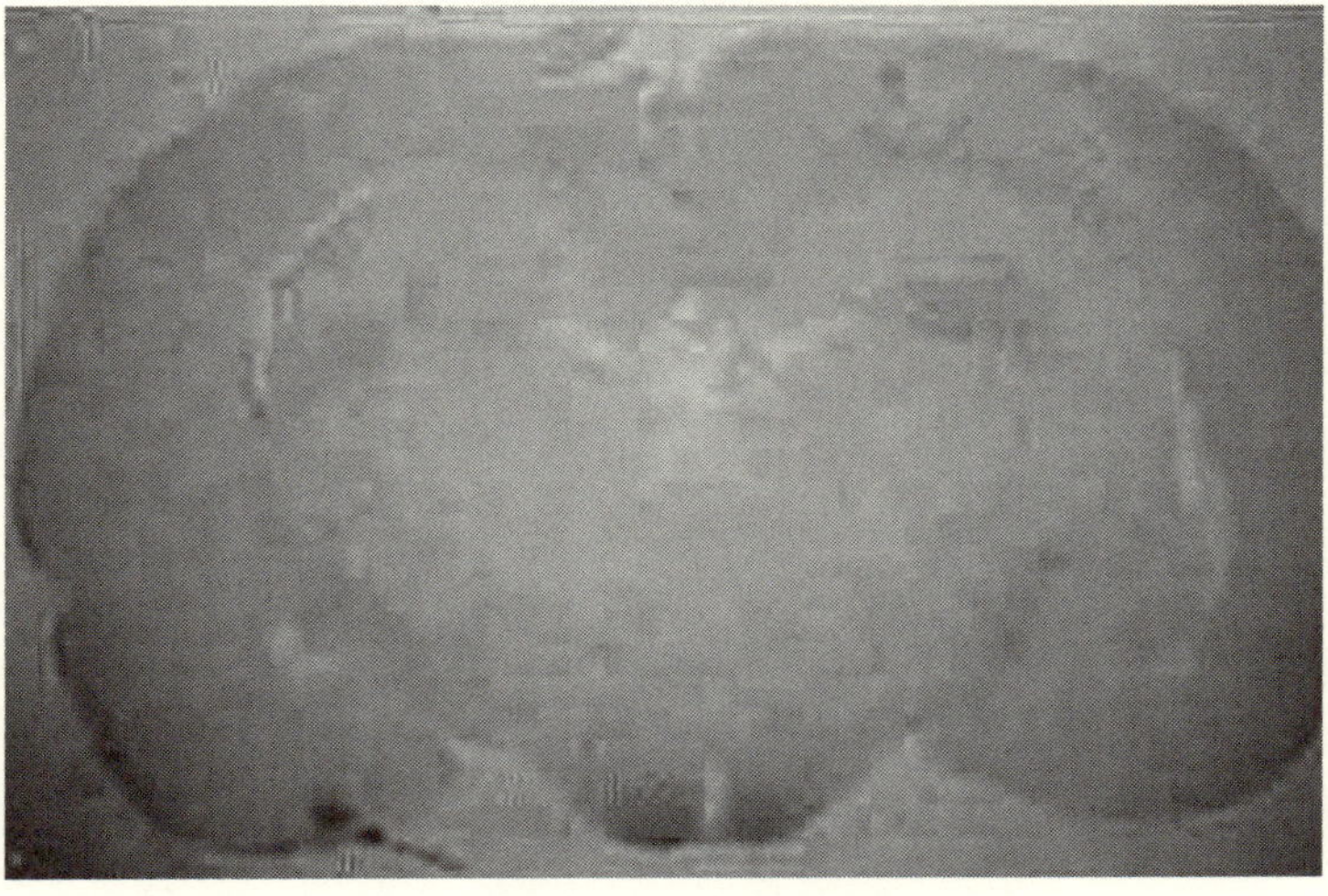

図B　通常の状態で過ごしたマウスの脳。
携帯電話を使用すると人間の頭に高い周波数の電磁部位が発生します。脳が吸収するこの電磁波はSAR（比吸収率：Specific Absorption Rate）と名付けられています。携帯電話から発された、ほぼすべての電磁波の影響は脳の中に残っています。

集団の発表が注目を集めました。

２００２年春にドイツにおいて、憲法裁判所とカールスルーエ行政裁判所によって携帯電話と家庭用無線電話の危険性を肯定する判決が出されたあとに、裁判官たちの無責任な行動は多くの学会を不愉快にさせました。これに対して、さまざまな分野の専門家が集まり、目に見えないこの危険を社会に知らせるために発表を行うこととなりました。約17カ国語に翻訳されたこの発表は、多くの学会に支持されました。

この学者たち（Interdisziplinäre Gesellschaft für Umweltmedizine.V.）のウェブサイト（http://www.vitalation.de/pdfs/Freiburter_Appell.pdf）にある２００２年10月9日の発表によると、過去数年間で以下に挙げる病気が恒常的に、そして急激に増えていることを突き止めたと書かれています。

電磁波がもたらす症状

・子供たちや若者における学習障害や集中力欠如、行動障害
・血液循環の乱れ

・不整脈
・心臓発作や脳内出血、これらの発症年齢の低年齢化
・脳の破壊による病気（例：アルツハイマー病、てんかん）
・がん（例：脳腫瘍、頸部《けいぶ》がん、白血病）
・頭痛、偏頭痛
・恒常的な疲労感と脱力感
・不安定な精神状態、原因不明のいらつき
・睡眠障害
・免疫力の低下
・筋肉痛、関節痛

電磁波と症状の因果関係

学者たちは患者の生活習慣と環境を観察し、病気と環境の関係を以下のように示しました。

- 生活圏内に携帯電話の電磁波送信施設が建設された。
- 本人が、ある日を境に携帯電話またはDECT方式のコードレス電話を頻繁に使用しはじめた。
- 患者が、携帯電話を使うことをやめたり、送信施設から遠ざかったりするなど、電磁波から離れると、何年もしくは何十年も悩まされていた健康の問題が、短期間でなくなったことが観察された。

ここで忘れてはいけないことは、その人の体に、がんのような深刻な問題が生じていないことが大前提です。もしもすでに脳腫瘍があるとすると、電磁波から遠ざけたからといって腫瘍がなくなるわけではありません。

同じ発表の中で、これらの機械が発する電磁波が、もともと体内に存在する化学的、物理的環境リスクを増長させ、それまでにこれらの環境リスクに対して作られた免疫機能、攻撃機能、調整機能を崩壊させていることを強調しています。最も危険性が高いのは、子供、妊娠中の女性、成長期にある若者、年配者、病気を抱えている人たちであることも明らかになっています。

上に挙げられている病気の治療を受けている人は、携帯電話を手放さない限り、または送信施設から遠ざからない限り、病状に関わりなく治療の効果が得られないと強調しています。

これが証明されることは、がん治療においても大変重要です。特に**治療中の段階で電磁波を発する装置、携帯電話、送信機、無線電話などから遠ざかれば遠ざかるほど、がんを克服する可能性が高い**ことも忘れてはなりません。ほとんどの人は携帯電話の見えない危険を察知できていない状態です。

自由を奪われ囚人のような現代人へ——ストレスを減らす社会との関わり方

第3章の98ページで、**人間とはまず生物学的な存在であり、次に心理学的な存在であり、最後に社会学的な存在である**とご説明したことを覚えていますか？　この三つの要素は人間の健康に大きく影響すると言いました。その中で、人間の心理を決めるのは、その人の社会での人間関係です。これは常に友好的なものであるとは限らず社会的な圧力やコントロールメカニズムが含まれています。実はこの圧力とコントロールメカニズムは、親しい関係においてよりいっそう影響力を与えます。いくら私たちが自由を保障された人間であると主張しても、その行動の多くは他の人の期待によって変化します。自由を制限し、私たちの行動を誘導しているのは、私たちが期待されている価値観によって行動を決めているという事実なのです。

私たちは他の人の期待を考えながら行動すればするほど、自分自身の自由を奪っていくことになります。自由を制限し、自ら四方をふさがれた独房に入る必要はありません。

人間を制御する一番の要素は、生きている時代の社会的な価値観や、その価値観に到達するために形成された社会全体が共有する「常識」のようなものなのです。現代社会の中で生きることは競争のようで、全員が同じ道を同じ速度で走ることは不可能なのに、それを強制されているような強迫観念がはびこっています。そしてこれは多くの人間に痛みと苦しみをもたらします。一方で人生をありのままに楽しみ、生きることを素敵な詩の一部として認識できる人はわずかです。社会における経済的成功が、今や人間の生きる理由となってしまいました。本当は生きるために働かなければならないのに、現代人の多くは今や働くために生きています。

今日、社会には、そしてひとりひとりの頭上には、富を得なければならない恐怖が暗雲のように拡がっています。さらにすべての社会的価値観は乱されています。この目の回るような変化の中で、健康的な考えを持って生きることは日々難しくなっています。

社会を一つの悪夢のように覆ってしまった富の恐怖は、多くの人に痛みと嘆きをもたらします。人生は私たちの手を離れ、私たちは視野を狭められて走らされる競走馬のようになってしまったのです。今日、詩を読む人はさておき、むしろ詩を紡ぐ詩人の数も少なくなっていることは不思議なことではありません。オマル・ハイヤーム（イランの詩人　1048～1131）が何百年も前に言ったこと「神よ、食べていけるだけのお金を得る道を照らしてください。誰の言いなりになることもなく、細々と生きていく道を見つけたいのです」を現代で実践している人はとても少ないでしょう。

現代社会で人間は牢屋に閉じ込められた囚人のように生活しています。このような圧力から逃れない限り、がんとの戦いも困難です。人間の脳は信じられないほどの素晴らしい創造力を持っています。あなたはただ、自分を悩ませるあらゆる社会的要素と距離を置き、がんに打ち勝つことができると脳を信じ込ませるだけで十分なのです。そうすれば脳が勝てない病気はありません。ただ、もちろん体が必要としている水と塩（ミネラルなど）を十分に摂取することは大前提です。

朝起きられたことに、深呼吸ができたことに、コップの中にあなたに飲まれることを待っている水があることを喜びましょう。それができ、人生をありのままに愛することができれば、健康は回復し、あなた自身の人生を取り戻すこともできるでしょう。

恋、愛情、生きる喜び、人生を美しくする行動をしよう

愛情は人を美しくし、強くします。歴史上でもさまざまな出来事が愛を貫くために起こりました。愛情は人を美しくするだけでなく、人の人生をも美しくします。そのため愛情や恋を恐れないでください。ただし、自分自身を一途過ぎる頑固な愛情の中で溺《おぼ》れさせないように注意してください。

誰に向けられているかは関係なく、**愛が大きければ大きいほど、生きる希望も大きくなります。**この希望は体に新たな力とエネルギーをもたらします。初めに書いたように、愛が誰に向けられているかはまったく重要ではありません。スーフィズム（イスラム神秘思想）の舞踏者たちが医者にも行かずに長く生きるのには訳があるのです。愛情はがんを克服するための正当な理由であり、最強のパートナーともなるのです。

生物に必要な太陽光エネルギーの力を十分に活かす

太陽光エネルギーは植物のためだけではなく、すべての生物にとって重要です。太陽光は

生きているすべての細胞の体制を整えます。この力は生物の誕生から今日まで変わらずに、むしろ力を増大させてきました。毎年春になるとさまざまなものが新芽を出すことは不思議なことではありません。変化しているのは太陽光の影響が大きくなったことだけです。これらは、もはや隠された真実ではありません。今日、体が太陽光によってビタミンDを生成できるということが知られています。

一部の人は太陽光の浴び過ぎはがんの原因となると主張しています。しかし、これはいまだに正当性が証明されていない議論なのです。もしかすると、太陽光は皮膚がんを形成するのではなく、進行を早めるのかもしれません。しかし一方で現在、市場に出回っている日焼け止めクリームがどのような作用を持っているのか、誰も情報を明らかにしていません。

特に子供における骨の発達においては、太陽光は不可欠です。人間は毎日太陽光の恵みを受けなくてはなりません。しかし夏の猛暑日に太陽の下に出ることは正しい行動とは言えないかもしれません。これは地理的環境によっても異なります。

太古の時代でも太陽光を治療法として使っていました。生まれたての子供に黄疸《おうだん》が見られた際、太陽の下に寝かせると、黄疸が消えたのです。太陽は人の気分を爽快《そうかい》にするだけでなく、同時に生物学的な働きも調整してくれるのです。太陽が人の気分をすっきりさせる理由はこれなのです。そのためがん治療においては、太陽光エネルギーの力を軽んじてはなりません。もちろん、何事もやり過ぎには注意する必要があります。

第7章

喘息《ぜんそく》は肺の細胞の乾燥、水不足を示すサイン

肺の細胞の水不足から始まる喘息の発症メカニズム

喘息はどうやって発症するのでしょう？　人間は常に呼吸をしなければなりません。これは私たちの意向に関係なく行われます。人間の呼吸器官である肺は、一つの樹に似ています。一つ一つの枝の先には、肺胞と呼ばれる小さな風船がついています。この肺胞の表面を毛細血管が覆っているのです。生命の神秘は、この小さな肺胞に秘められています。毎回の呼吸で、この肺胞の中に空気が出入りします。そして酸素と二酸化炭素を同時に交換するのです。そこで赤血球に積まれた酸素が体の隅々に運ばれます。

人間は呼吸をすると酸素だけでなく、空気中の他の物質も体内に吸い込みます。これらの中には花粉に始まりウイルスまで、さまざまな害のある物質も含まれています。これらの物質の一部は、息を吐き出す際に、排出されますが、排出されないものは肺胞に密着します。この密着した物質は体の免疫機能によって消されます。しかし免疫機能が正常に機能していないときに、問題が起こるのです。

果物を乾燥させておくとしわが寄り、体積が減ります。なぜならば果物の体積を増やしているのは、皮の中の物質である水です。もし果物に穴を貫通させ、そのまま乾燥させると穴自体が小さくなっていくでしょう。人間の肺も、この自然の法則に従っているのです。

咳《せき》は異物に対しての自然な反応であると同時に私たちへの警告でもあります。体は咳をすることで体は気管支や肺に溜まった異物や害のある物質を外に出そうとします。体が恒常的な水不足の状態にあると、体中の細胞で見られる変化が肺においても見られます。

喘息の発生メカニズム

①肺の細胞が水不足に陥る。

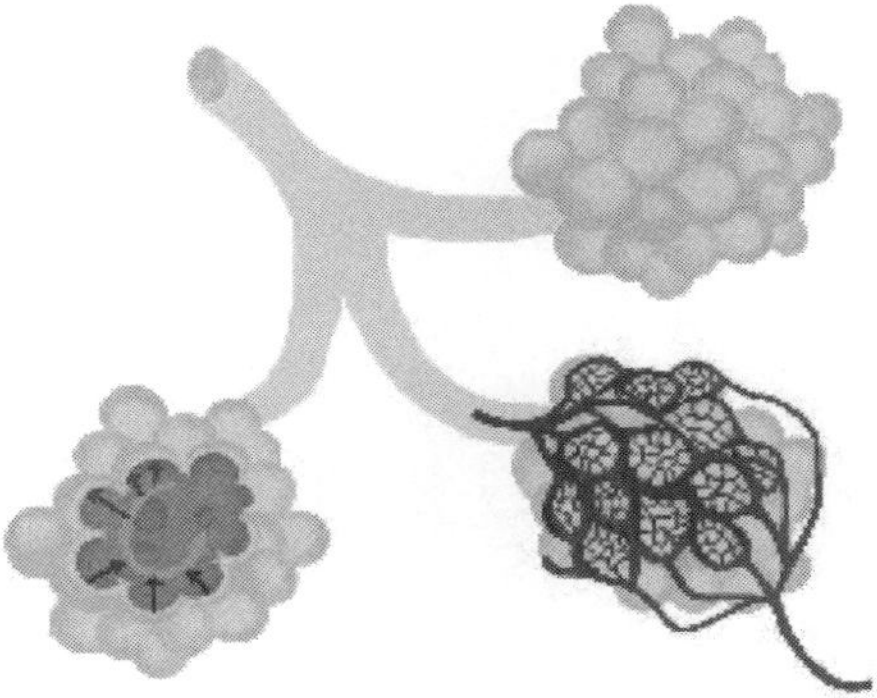

肺胞の酸素は血液に乗せられ、血液中の二酸化炭素は外に排出されます。体内の恒常的な水不足は肺胞を縮小させ、しぼませてしまう原因となります。そして酸素と二酸化炭素の交換が正常に行われなくなります。乾燥によって異物に敏感になる気管支は分泌液を増やします。この分泌液は肺胞を満たし呼吸が困難になります。これが喘息の原因です。

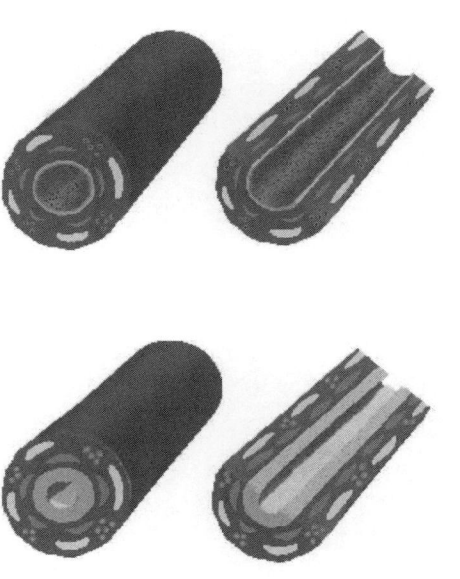

上の図は健康的な気管支、下は喘息の人の気管支です。下の図では周りの部分が腫《は》れ、分泌液で満たされています。そのため呼吸をする余裕が残らないのです。

②細胞のpH値が酸性に近づく。
③体全体で水を使うすべての機能が低下し、一部においては異常が発生する。
④水を失ったことによってリンゴがしぼんだようになった肺胞と気管支は、ますます敏感になる。
⑤敏感になった免疫機能が、細胞を活発化させてしまう。
⑥無駄に活発化した免疫細胞は何度も肺を攻撃する。
⑦肺に入った害のある物質やウイルスは外に排出されず、消されもしない状況が生まれ、もう一方で肺胞においても炎症が起こる。
⑧炎症に対して肺が分泌した粘着性のある分泌物が、肺胞の中と気管支を満たし、肺の組織は膨らむ。
⑨空気で満たされなければいけない部分が腫れて、分泌物で満たされていることによって、喘息が発症する。

喘息の方の呼吸器官は常に防衛体制をとっているため、そこに異物が侵入した場合、免疫機能は必要以上に反応します。こうして体は自分の免疫機能によって傷つけられてしまうのです。通常の炎症に見られるように、肺においてもただれや腫《は》れ、出血が見られます。そして最後には腫れ上がり、分泌物で満たされた呼吸器官が呼吸を困難にするのです。

免疫細胞が謎の活発化を遂げ、自分の組織細胞を攻撃し肺に炎症を起こすことについて、医学は何故、免疫細胞が活発化するかという問いに答えていません。皆さんも手が乾燥してしまうと敏感になり、本のページをめくることさえつらくなってしまうということを、体験を通して知っているかと思います。乾燥した手が敏感になることと、乾燥した肺の間には何の違いもありません。乾燥した手に私たちがクリームを塗るのと同じように、体は粘着性の液体を肺に分泌します。これは都市の周りに防衛のために水の堀が張り巡らされるようなものです。生物における分泌の仕組みは、いたって簡単で異物は分泌物の粘着性によってからめとられ、それ以上活動できなくなります。これが正常に機能していれば問題ありませんが、乾燥し、敏感になった肺にとっては、細胞に侵入するわずかな埃《ほこり》でさえも大きな脅威となって過剰に免疫細胞を機能させ、粘着性の液体の分泌を繰り返してしまいます。時には異物が進入していないのにもかかわらず無駄な分泌液を出すことで、自分自身を攻撃し、その結果として炎症が起こります。

あとでも触れるように、一部の皮膚や関節の病気も同じように発症します。敏感になった器官が発信したサインが誇張されてしまったために、免疫細胞が必要以上の反応を見せます。そしてこれが自身に害をもたらすこととなるのです。

なぜ医学は、こんなにも簡単な論理を納得したがらず、複雑な理由を模索するのか、まったく理解ができません。そのために医学は喘息の治療法を見つけられていないのです。実際には**喘息の治療法は、ただ水を飲むという簡単なこと**なのです。喘息の具体的な治療法については第3部の「塩水療法」の316ページ〜で詳しく説明します。

乾燥のサインを押し殺すものを治療薬と呼べるのか

喘息は肺と気管支において発生します。呼吸がしづらい、呼吸をする際にゼーゼーする、胸が苦しくなる、さらには息切れに至るまで、さまざまな症状が見られます。特定の物質が引き金になったり（アレルギー性の喘息においては花粉など）、心に抱えた精神的問題や環境（無理をしている、心理的な痛み、気候変動）によって発症する場合があります。子供たちにおいては、喘息の症状とともに腹痛も見られます。頻繁に気管支炎にかかる場合は気をつけなければなりません。小中学生の喘息においては、乾いた咳や息切れが見られます。

喘息の症状をまとめると、

・息切れ、発作のような形で起こる息切れ

・呼吸をする際に、喉がゼーゼーしたり、音が出る
・胸が苦しくなる
・咳
・呼吸が速くなる
というような症状が見られます。

医学は、体における水の重要性と機能をいまだに認識せず細胞や器官の乾燥がどのような変化をもたらすのかを理解していません。**もう一つの誤りは、医療産業が開発した病気のサインを押し殺す薬を、治療薬として見ていることです。実際には薬が病気を治癒させることはありません。**病気のサインを押し殺すだけなのです。治癒を行うのは体自身が持つ免疫機能であり、体にその機会を与える必要があります。

喘息は赤ちゃんや子供たちにおいて日々増えています。現代医学は今日、子供たちの喘息が数年前と比べて増えていることは知っていますが、なぜこうなったのか、病気が拡がっている理由が明らかになっていないと声高らかに主張しています。

しかし実際には、逆に信じるのが困難であるほど簡単なことなのです。

こう、さまざまな病気の拡がり、若い人たちや子供たちのアンバランスな成長、まだ子供の歳で発病する息切れ、手の震え、視力の低下などもろもろの原因は水を飲まないことと、その代わりに水以外の飲料を大量に飲むことにあるのです。

若い母親は、さまざまな理由で子供たちに授乳をしたがりません。実際には**赤ちゃんは、最低6カ月間はお母さんのおっぱいを吸わなければならない**のです。なぜならば、この6カ月間は、赤ちゃんの免疫機能はまだ構築されていないからです。そして彼らは最初の6カ月間、免疫細胞を母乳から得ます。この期間、授乳されなかった赤ちゃんはウイルスや菌に対して、無防備となるのです。

一部の人は、母乳が出ないことを主張して授乳しません。しかしこれは間違っています。母体には、このようなことを決める力はないのです。乳の生成は赤ちゃん次第です。赤ちゃんが乳を吸えば、母体は母乳を生成します。生成しなければならないのです。これは母体の健康を代償としても、行われます。これは自然の仕組みが生きるために生み出した能力なのです。

乳離れをした赤ちゃんに、多くの母親はジュースや砂糖水を与えます。この過ちは病院にまで広まっています。例えばヨーロッパの一部の病院では新生児にブドウ糖入りの水が与えられています。

これらの水が与えられれば与えられるほど、子供に喘息の影が忍び寄ります。なぜならば、これらは体内の水を吸収してしまうからです。

第８章

自宅ではこうしてエネルギーあふれる飲料水を作ろう！

飲料水の品質は、どうあるべきか？　健康にとっていい水とは？

今までにさまざまな健康の問題に対して、水を飲むべきであることを説明しました。そしてすべての水が同じではないと述べました。すると次のような疑問が浮かび上がります。「では、どの水を飲んだらいいのか？」水が人体にとって大変重要であるように、飲む水の品質も同じくらい重要です。すべての物質において言えるように、飲料水にも品質の違いがあります。もしかすると生命にとって、人間の健康にとって、最も大切なことは飲料水の品質かもしれません。しかし現代において、特に大都市においては高品質の水を見つけることは、とても困難です。これこそ人々の生活が及ぼした最大の影響なのかもしれません。人々を取り囲むように病気が広まったことにも驚いてはいけません。これはトルコにおいてのみではありません。世界中を探しても、今や汚されていない水は、ほとんどないのです。

フランスの学者ヴィンセント（1906〜1988）が10年以上かけて調べた研究の結果には深く考えさせられます。ヴィンセントは飲料水の品質と、人々の発病率、特に死亡率との間に大きな因果関係があることを証明しました。ヴィンセントの研究によると、飲料水の品質が悪ければ悪いほど病気（特に心臓と循環器の病気）の数と死者の数が多かったのです。ヴィンセントは健康的に生きる方法は、高品質の水を飲むことから始まると言っています。

そして彼はこの論議において孤独ではないのです。

Henri Marie Coanda（ルーマニア　水の研究者　1886〜1972）もまた、生涯を通して長生きの秘訣《ひけつ》を研究しました。世界中で長生きをしている人々の生活様式を観察したのです。たどり着いたのは、長生きの秘訣は何を食べたかや、どのように生活していたかではなく、どのような水を飲んでいたかにあるという結論でした。

調査対象地域の一つが長寿村として有名なパキスタンの南東にあるフンザ渓谷と呼ばれる所です。Coanda はここで生活する人々の長生きの秘密が、世界の最も高い山から、ろ過されながら流れてくる氷河水にあることを導き出しました。

このように人間の生命に、そして健康に水ほど大きく影響する物質はないのです。そのため、ただ単に水を飲むだけでは不十分です。飲んだ水の品質と量が大切なのです。むしろ飲む水が低品質であると、それは人間の健康を何よりも早く害する要因となってしまいます。

水に関する学術的な研究は終結しているとは言えないため、飲料水の品質についての情報も現段階での情報であります。これによると飲料水を三つの視点から研究することが可能です。

1、飲料水の生物学的な品質
2、飲料水の化学的な品質
3、飲料水のエネルギー面から見た品質

飲料水の生物学的な品質

生物学的に飲料水の品質をはかる際には、細菌やウイルスが浄化されているかどうかが明らかにされます。細菌が常に体に害をもたらすとは言い切れません。例えば、人間の口や腸の中にいる菌のように無害なものもあります。ここで議論されているのは、人間の健康に害をもたらす菌のことです。

飲料水の化学的な品質——塩素はもともと化学兵器！

化学的な品質とは、重金属害や化学物質が浄化されているかどうかということです。飲料水において、人間の健康に害をもたらす物質は以下のように挙げることができます。

重金属：アルミニウム、鉛、銅、水銀、カドミウムのような重金属は、容易に体の外に排出できないため、時間が経つと体内で増えはじめます。これらは体に害のある金属であり、自然のミネラルウォーターにおいては稀《まれ》に見られる物質です。

農薬：今日において、ほぼすべての農業において、害虫や動物から作物を守る薬や、収穫を増やすための化学肥料が使われています。これらのうち、最も危険なものはＤＤＴと呼ばれている農薬です。ＤＤＴは現在ヨーロッパにおいては使用が禁止されていますが、一部の飲料水の中に含まれています。なぜならばこの薬は、まず土を汚染するため、雨が降ることで飲料水にも混入してしまうのです。

薬の残留分・服用した薬の一部は尿排出によって外に出されます。これらの薬の化学構成は分解が困難なため、もう一度飲料水が作られるダムや湖、下水処理場に運ばれます。そのため、そこから再び私たちの元へと戻ってくるのです。

これらの薬や重金属は、通常の浄化システムでは浄化しきれません。そのため蛇口をひねったときに出てくる水は、いくら細菌やウイルスが浄化されているといっても、害のある物質を含んでいないとは言えないのです。

これらの有害物質のうちの一つが、飲料水の中の細菌を殺すために使われている塩素です。**塩素ガスは第一次世界大戦で化学兵器を作るために使われました。**戦後も誰が思いついたのか、細菌を殺すために水の浄化に使われはじめたのです。そして今日も使われ続けています。私たちは塩素が入った水は消毒されていると思い込み、決めつけています。しかし実際には塩素は水の中でおとなしくはしておらず、他の物質と化学反応を起こすのです。ましてやこれらの物質の一部は、死滅した微生物から形成されたウイルスであります。一部の学者の主張によると、一つの殺された微生物から、約200万~400万個のウイルスが生成されるそうです。これらのウイルスは繁殖するために生きた生物を必要とします。こうしてウイルスは塩素があっても生き続けるのです。

またWalker医師（イタリア　医者　1886〜1985）は水道水を介して体内に摂取された塩素は、動物性脂肪と結合するとガムに似た粘着性のある物質を生み出すことになると述べています。そして血管中で粘着性をおびるこれらの液体は、血液循環に悪影響を及ぼし、多くの場合は心臓障害によって、死をもたらすと指摘しています。さらに1990年代までは、ヨーロッパにおいてアスベストの水道管が健康に害を与えないと考えられており、実際に使われていました。時間の経過とともに、このアスベストは溶けながら飲料水に、混入していきました。これ以外にも、特に大都市では水道網が不十分かつ不健康であったため、雨水や流れて溜まった水が、水道水にどれほど混ざっていたかはわかっていません。

ウイルスや菌が浄化されている水は必ずしも飲料水として十分な品質であるわけではありません。体内に摂取された水は、細胞によって吸収され、さらに体外に排出される際に有害な物質を出すことができなければなりません。これができるのは、決められた特徴を持った限られた水なのです。飲料水の品質をヴィンセントは以下のパラメーターで測っています。

1、飲料水のpH値：水のpHは1リットル中に含まれる水素分量を表しています。飲料水のpH値は弱酸性、つまり6・5〜6・8の間にあることが好ましく、さらに最近の研究では中性（7・0）である必要があると言われています。人間の細胞のpH値が7・4であることを思い出すと、細胞液に近い値を持つ水が、より健康的であることにも納得がいきます。

2、飲料水の酸化還元電位：酸化還元電位によって、水の酸化度を測ることができます。この度合いは電子の量によって変化し、rH_2値と呼ばれます。rH_2値（0〜42の間で変化）が小さければ小さいほど、水の電子の数は多いということがわかります。中性のときの値は28です。水が含んでいる電子の数が少ないほど、品質は高いとされています。ヴィンセントによると飲料水の酸化還元電位は、中性もしくは近い値になるべきであり、彼の主張における値を引用すると、rH_2値が24〜26であるべきだとされています。

3、飲料水の電気抵抗：オーム（Ω）として測られる水の電気抵抗は、水中の分解されたミネラルの量を示します。水の電気抵抗が高いほど、分解された物質量は少ないことを表しています。実は、このようにして水中のミネラルを調べることもできるのです。分解された物質は水中にイオンとして存在しているため、電荷を持っています。ヴィンセントによると最も健康的な飲料水は、イオンの状態のミネラルが最も少ない水であるとされています。これをオームで表すと6000Ω以上ということになります。

これらを総合して考えると、化学的に判断される優良な飲料水はミネラルや有害毒素を浄化したものである必要があります。これはつまり、純水ということです。今日、市場には飲料水を浄化するためのさまざまな装置が売られています。このテーマは、それだけで本が1冊書けてしまうような題材であるので、ここで詳しくは扱いません。これらの装置の中で蒸留水に近い水を作ることができるものは、逆浸透膜と呼ばれる浸透のメカニズムを応用した装置です。

飲料水のエネルギー面から見た品質

飲料水の重金属とウイルスの浄化は必要ではありますが、それだけでは十分な品質とは言えず、エネルギーを豊富に含んでいなければなりません。これは水本来の作りの研究がなされた結果、誕生した新たな見方です。前にも触れたように水の分子が結合する際には、分子間に光エネルギーを蓄積します。人体が使うエネルギーは、まさにこのエネルギーなのです。

自然界において、エネルギーを豊富に含む水はミネラルウォーター、特に掘り抜きの水（井戸水や湧き水）であることが証明されています。

化学的には純水が最も安全な水といえますが、エネルギーのことを考慮に入れるとベストな水の選択は水源地や取水方法などを調べ、各人がその選択をするべきでしょう。

水道水は「死水」である

飲料水として水道水を考えると、考えさせられる要因があります。第一に水道水の浄化に使われている塩素ガスです。第二に水道水が通る水道管です。水には短期間で自らを取り囲む容器や管の性質が移ります。そのため水がどのような管を通って家まで来たのかということが重要となるとともに、もう一方で管の中の圧力にも注意する必要があります。水は約80メートル流れる間に受ける圧力によって水本来の作りを壊してしまいます。この水は「死水」と呼んでよいものです。なぜならば、水の自然な作りが水道管の圧力によって破壊されてしまうため、分子間にあるエネルギーも分解されているのです。そのため蛇口から流れる水が仮に綺麗《きれい》であると確信しても、高品質な水を得るためには、その水のエネルギーを生き返らせる必要があります。そのためにはさまざまな方法があります。

水晶を利用して水道水をエネルギーあふれる飲料水に変える方法

今日、市場では水道水の化学的かつ生物学的な観点から見た異物を除去する装置から、水のエネルギーを生き返らせる装置まで、さまざまな装置が売られています。

水のエネルギーを復活させ、生き返らせるための方法はさまざまです。太陽光エネルギーの力を借りる、磁気フィールドを通過させる、水晶を使う方法などがあります。市場でも同じ役割を果たす装置が売られています。しかしこれらの装置は、自然が時には何年もかけて行っていることを、たった数秒でやってのけようとしています。実際にこれらの装置が水の復活を助けたとしても、その命は長くは続きません。

さまざまな方法の中で、最も簡単で費用がかからない方法は、水晶を使うやり方です。一部の装置は、実際に水晶を使っています。では、水晶を使って、どのように水を生き返らせるのでしょうか？　その方法をご紹介します。

夜、寝る前に瓶の中に飲む水を入れてください。そして中に水の量に応じて水晶を一握り入れます。入れ過ぎても害はありません。むしろ多く入れることによって、エネルギーを取り戻す時間を短縮することが可能となります。**水晶は周りからエネルギーを集め、再び放散する自然の性質を持っています。**水晶がいつエネルギーを集め、いつ放散するかは周りの環境によって決まります。例えば日光の下に置くとエネルギーを集め、水の中に入れると集めたエネルギーを放散します。この性質から、水晶は周りから集めたエネルギーを水の中で放教するのです。この方法で飲料水を準備するためには、最低でも2週間に一度は水晶を洗う必要があります。またエネルギーを集めるためにも、時々太陽の光を浴びせてあげることが大切です。

水晶を使って水道水にエネルギーを加えたければ、まずは水道水をろ過して有害物質を除去する必要があります。

上で述べた方法はエネルギーを与えるだけで浄化はしません。そのためエネルギーを与える水がきちんと浄化されていることを確認しましょう。例えばウイルスや菌に対しては、水を沸騰させることが効果的です。ただし沸騰させる方法は、化学物質や重金属を浄化するためには十分ではありません。最近では各国の家庭用浄水器メーカーから優れたろ過性能を持つ小型の浄水器が販売されています。いろいろと調べてみることをお勧めします。

飲料水をどのような容器で保存すべきなのか?

今日において、特に都市部ではミネラルウォーター(スプリングウォーター)が販売されています。人体にとって最も栄養素のある水はミネラルウォーターです。しかし、その水が本当に綺麗であるかどうかを確かめなければなりません。そのためには、水の取水地を確認する必要があります。特に周りの環境汚染の影響を受けていないことを確認するために、居住地や農業地から離れているかどうかを生産者に尋ねることも有効です。さらに水の化学的・物理学的な分析結果をもらってください。水に塩素を入れているかどうかも聞く必要があります。なぜならば、行政も含めて塩素が健康に害を及ぼすということを知っている人が、とても少ないからです。

ガラスの瓶で水を保存しよう

ここで昔の私の体験談を一つご紹介したいと思います。

2005年に父に会いに帰省したときのことです。その村では、すべての村民が二つの泉から水を得ていました。その水を分析すると、細菌が発見されたそうなのです。ふと見ると村長が白い錠剤を手に、家を一軒一軒回っていました。小さな村なので全員、顔見知りです。「村長、何をしてるんだい？」と話しかけてみると、「水に塩素を入れているんだよ」と答えて、ポケットに手を入れ、白い錠剤を一つかみ取り出しました。私の父の家にある水のタンクにも、錠剤を一つ投げ入れ、「この近代的なトルコ共和国の国家から、市民への奉仕さ」と微笑《ほほえ》むのです。その笑顔は誇りに満ちあふれていました。「それで村長、その錠剤はどういう基準で入れているの？」と私が聞くと、さらりと「タンクに一つずつ入れているよ」と答えが返ってきたのです。

ここで私たちは政府を批判したいわけではありませんし、そのようなことをしている余裕もありません。しかし社会の健康に対して責任を負っている人々が、どれだけ無知かつ無責任な状態で、物事を見ているのか、そして私たちが自分たちの健康に関して、いかにお手上げ状態であるのかを理解していただくために例を出したのです。あなたが買った水の生産者が水に塩素を入れている可能性は、いたって高いということがおわかりいただけたでしょう。

水の生物学的な分析だけでは十分とは言えません。同時に重金属や薬も除去されている必要があります。そうでなければ、お金を払ってまで買ったお水で、ご自身の健康を、それも短期間で害してしまうこととなります。

水を買うときや、家で保存するときには、なるべくプラスチック製の容器は避けるようにしてください。 水は入っている容器の性質を短期間で吸収します。プラスチックは人工物で水の腐敗の原因となります。さらにプラスチックを作る際に使われている化学的な柔軟剤も分解されて、水に混ざります。これも危険の一つなのです。

水を保存するのに最適な容器はガラスの瓶です。ガラスの瓶は化学物質に対しても、水のエネルギーを守るためにも最もふさわしい容器です。そのため水を買う際にはガラスの瓶を買うように注意してください。

水は本来、時間が経てば経つほど、その性質を失っていきます。しかし高品質の水は、ガラスの瓶の中で、直射日光が当たらない限り、何週間も新鮮な状態で保存することができます。このほかに中国や日本には、粘土を練って、これを高温で焼いて作る「陶器」に水を入れる伝統があり工芸品としても愛されています。このような器に入れても水はエネルギーを取り戻します。

恒常的な水不足の症状

感覚・精神面での訴え

- 理由もなく恐怖感を覚える、恒常的な疲れや脱力感、性的障害
- 絶望感、自殺願望
- レモネードやコーラへの異常な依存、アルコール依存、タバコ依存

・妊娠中の朝のめまいと胃もたれ
・顔の火照り
・口臭、体臭

痛み・鈍痛による訴え
・胃痛
・腹痛、消化不良
・腰痛
・頭痛・偏頭痛
・歩行時の足の痛み、筋肉痛
・さしこみやそれに伴う尿路の詰まり
・狭心症
・視界のちらつき
・耳鳴り

病気として出る訴え

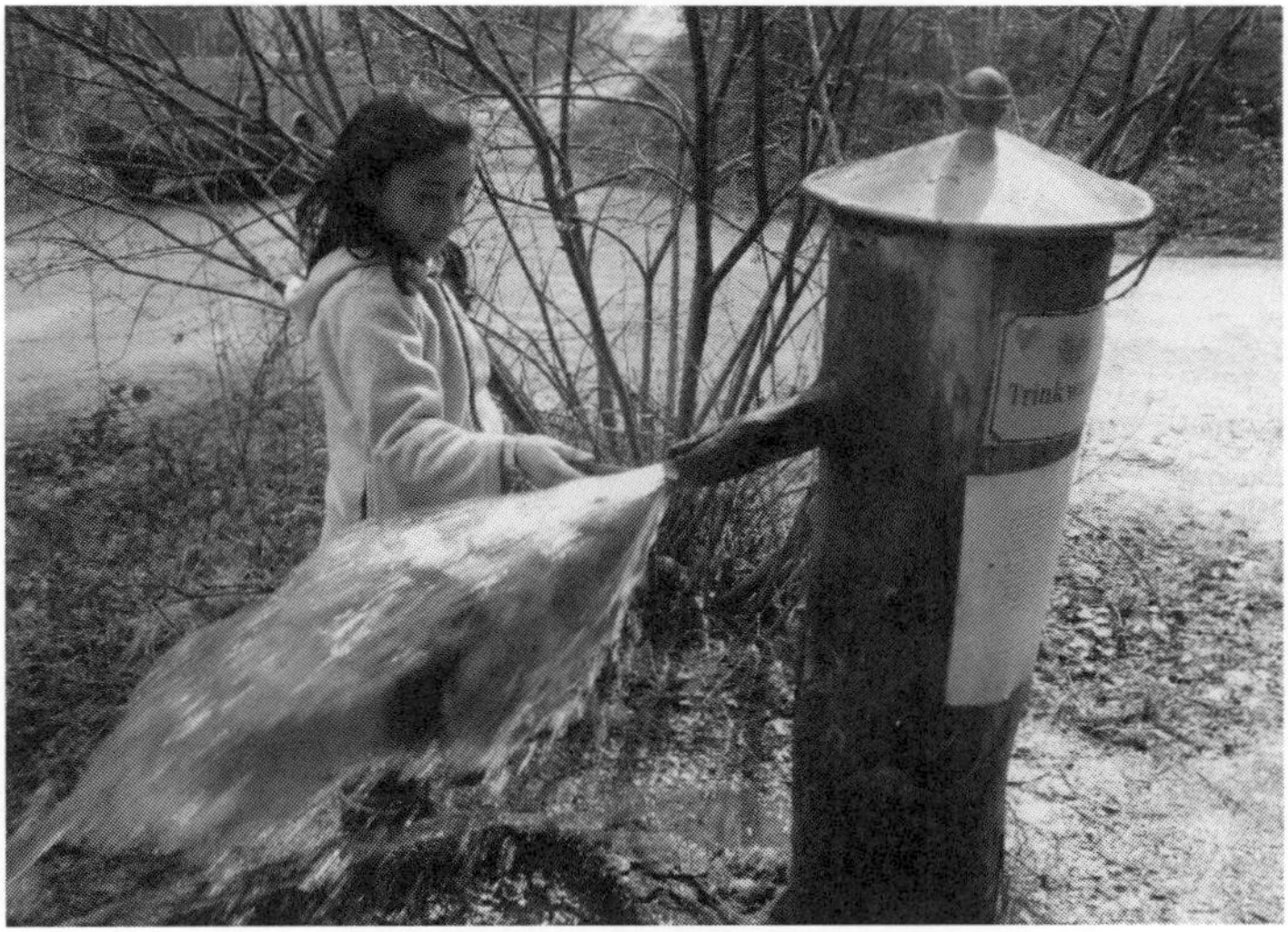

最も高品質な水はミネラルウォーターです。

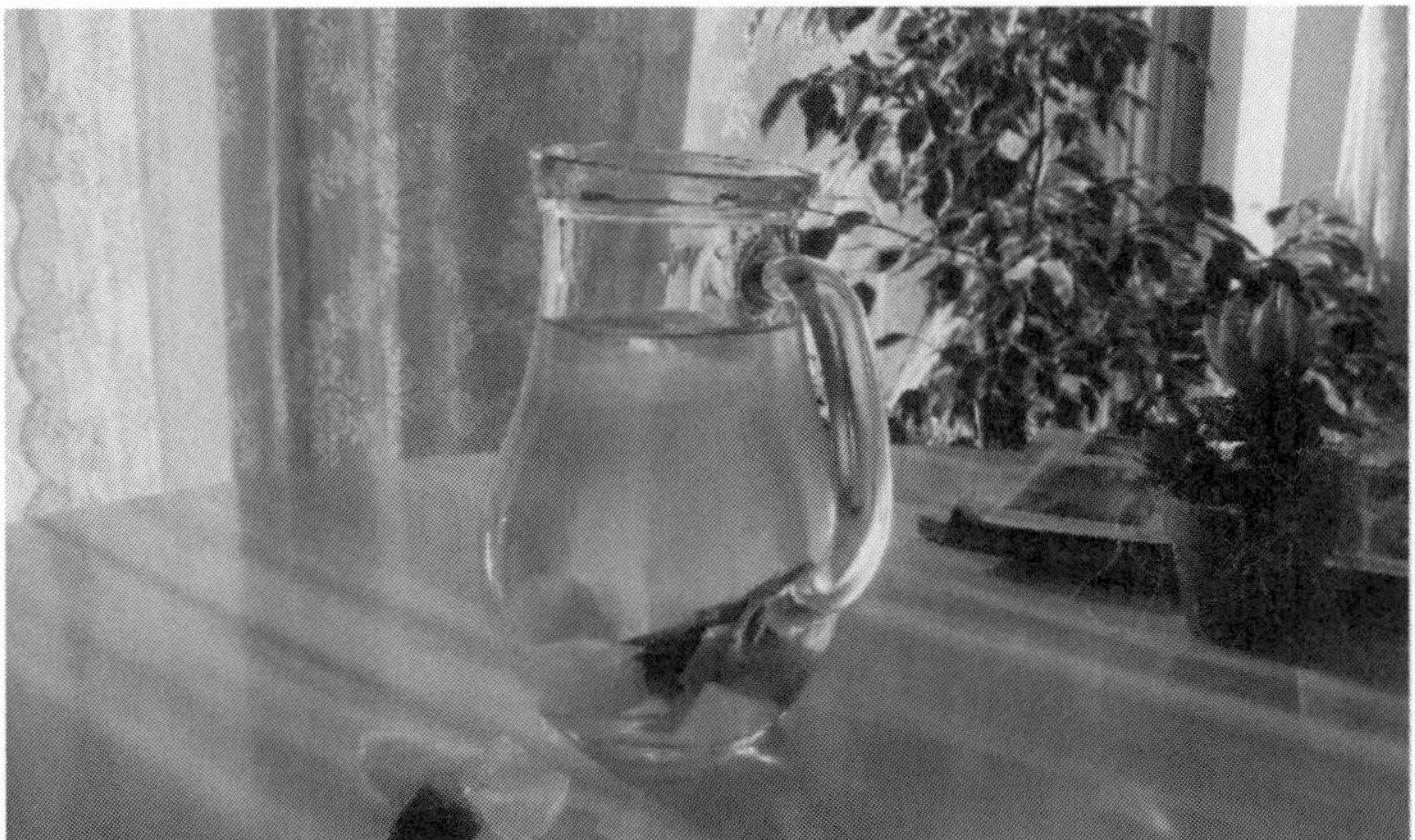

水晶によって水を蘇《よみがえ》らせましょう。

・肥満
・喘息やアレルギー
・高血圧
・糖尿病
・骨や関節の痛み
・がん

第2部

塩

――現代人は「精製塩」を過剰に摂取し、
「天然塩」が不足している！

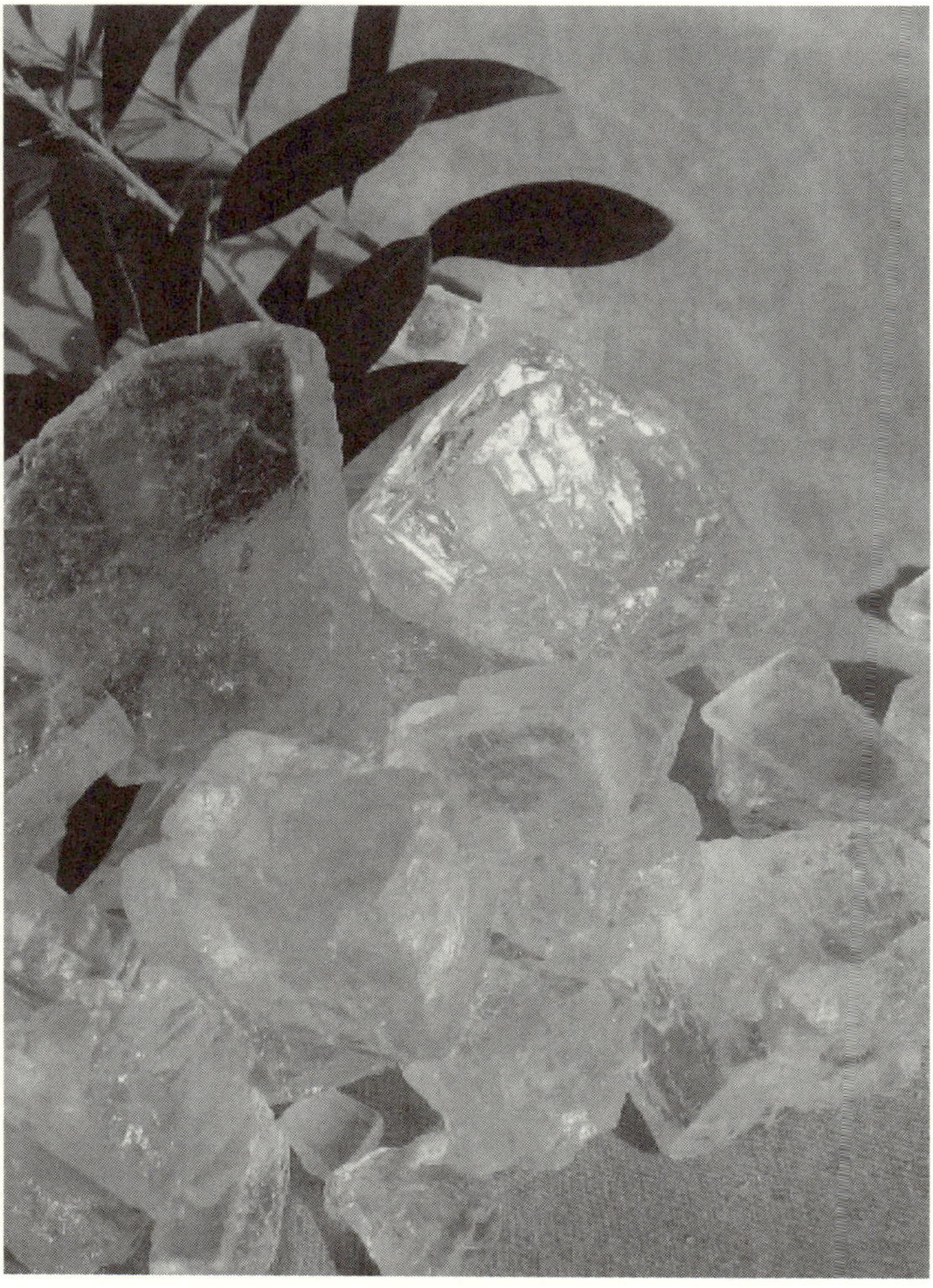

第９章

精製塩は人体に不要である！

現代医学は製薬産業の操り人形となってしまった！

体の構成要素の75％が水であるならば、残りは何なのでしょう？　この質問の答えに、驚く人もいるかもしれません。注意深い読者の皆さんは、この答えはすでに出ていることにお気づきでしょう。前にも述べたように生物の細胞液、つまりは細胞質は海水と同じであるため体の構成要素の残された部分は塩です。少し考えると、この答えが驚くべきものではないことに気がつきます。なぜかというと、人間の体も私たちが住むこの宇宙を構成している要素と同じものでできているからなのです。別の言い方をすれば人体は、この世界に存在する生きた構成要素からできているのです。タンパク質も、ビタミンも、アミノ酸も酵素も、すべて複雑な分子の結合にほかなりません。人体だけでなく、すべての生物の基本の構成要素である水と塩は、さまざまな生物の生命の存続と組織の正常な働きをサポートします。

塩が生命の誕生と存続にとって重要であるとすると、塩とはいったい何なのでしょう？　おそらくほとんどの人は、この疑問を投げかける必要性すら感じてこなかったでしょう。なぜならば現代人の毎日の〝本物の塩〟の消費量は、とても少なく、ほぼゼロに近いからです。なぜなら、私たちの多くは食卓にある塩が、本物の塩とはまったく関係のない物質だということに気がついていません。さらには、新しい世代の人々は本物の塩の味すら知らないでしょう。

では、何年間も食卓から消えることはなかった白い物質が塩でないとすれば、いったいあれは何なのでしょう？　これを理解するためには、まず塩がどのように作られるのか、本当の塩とは何であるのかを説明いたします。

自然界に見られるすべての塩は、海水の乾燥によってミネラル分が残ったことにより、生まれます。海水に含まれるミネラル成分を予想することは、難しいことではありません。何億年もの長い月日の中で、雨によって陸地にあったミネラルは水に溶け海へと集まりました。そのため、塩は地球上のほぼすべてのミネラルを含む物質であり、地球上に存在する割合に従って海水に含まれています。こうした理由から、海水に多く含まれるナトリウムと少量のカリウムやカルシウム、マグネシウムなどはその比率を保って塩にも含まれているはずです。つまり、自然界に存在するすべての水溶性の元素が塩の中には存在するのです。しかし、私たちが「塩」だと思い込んで使っているものの中には塩化ナトリウム（NaCl）以外のミネラルは含まれていません。産業化とともに特に経済的な理由から、数十種類の元素を含む本来の塩は精製され、ナトリウムと塩素のみに絞られました。そのため本物の塩は、ほぼ消え去り、塩化ナトリウムに代えられてしまったのです。塩化ナトリウムと本物の塩の味は完全に同じではありませんが、よく似ているため、塩を精製して作られる塩化ナトリウムと本来の塩の違いに誰も気がつかなかったのです。それに加えて精製された塩は元の塩と比べるといたって白くサラサラしていて、綺麗《きれい》に見え、さらには値段も安価であったため、ほとんどの人が精製された塩を選びました。

歴史上では塩をめぐっての戦争があり、金と並ぶほど高価であった塩は、多くの国で兵士たちに給料として渡されていました。これに由来して、給料・サラリーの語源はラテン語の塩（sal）だと言われています。歴史においては、これほど貴重で高価であった塩の価値が20世紀には急落します。戦争が起こるほど、誰もが求めていた塩の価値が、なぜ急に下落してしまったのか、そしていつの間にか値下げ競争までなぜ行われるようになったのか？　塩の価値の急落を誰も不思議に思いませんでした。

月日は流れ、世界大戦が終わり、人類は時代に革命を起こす機械を生み出し、ほぼすべての分野において頂点を見ました。誰もが人類の成功の余韻に酔いしれる一方で世界中で病気が蔓延《まんえん》していきました。そして学術界は、これらの健康問題に対して、お手上げ状態であることを否定することができませんでした。医療の暗闇《くらやみ》と絶望は、一国にとどまらず世界中を取り囲みました。

社会の絶望から抜け出す先駆者は、いつの時代においても制度や体制を超越して考えることができる人たちでした。人々の健康が急に崩壊したときも、既成の学問がお手上げ状態になり、打開策は制度の外から見つけられなければならない状況となりました。体制の中で硬直化した既成の学問は、利益を追求する暗闇の中に迷い込み、ありのままの目で見ることができる単純な真実でさえも見失い、否定しているのです。二、三世代前の世代の人は、塩が持つ生命に対する重要性をよく理解していました。ましてや砂漠で生活をする民族は、塩なしでは砂漠で生活できないことをよく知っています。今なお東南アナトリアの牧畜農家では動物に定期的に岩塩が与えられます。彼らには自分たちの行動を学術的に解説することはできません。しかし、その行動が生命にとってどれほど重要であるかは理解しています。読み書きすらできない人々の生活の知恵を、学問は近代化という名のもとに否定してきたのかもしれません。そのため血液循環が体内の水分量に影響を大きく受けることを理解できないのです。今日の医学は高血圧を抱える人に対して、ヒステリックに「塩を摂《と》るな！」と叫びます。これは火に油を注ぐようなもので、この頑迷な態度は医療業界の迷宮を表すものです。

今まで述べたことは、学問の成果や技能をすべて否定するという意味にはなりません。しかし**医学は日々、人間を治癒できる自然の方法から遠ざかり、解決策を製薬産業が提案している選択肢の中でしか見つけようとしていません。**そのため医学は解決から遠ざかるばかりか、人間の健康に害を与える方法を使っているのです。医学は製薬産業の操り人形となっています。もしも医学が目覚め自らを産業の富の恐怖から救い出し、独立して研究を行うことができれば、当然その結果として成果と技能は、さらに輝かしいものとなります。そうすれば世界は今よりも、もっと健康的で平和な場所になるでしょう。自然の治療法は、人類の歴史と等しく古くから存在しているのです。しかし、これらは現代医学によって魔女の薬や、呪術師《じゅじゅつ》のおまじないかのように見下されています。

この章では、特に人類の最も重要な栄養素である塩の話をします。本物の塩とは何か？　どうやって生まれるのか？　人体においてどのような役割を担っているのか？　本物の塩と食卓にある塩との間には、どのような関係があるのか？　なぜ急に塩が精製されることになったのか？　精製された塩は、なぜ人体に害があるのか？　これらを探っていきます。

自然界では塩は二つの状態で存在します。一つ目は海水に溶けた状態、二つ目は土の下の岩塩の状態です。ここでは世界各地で「クリスタル岩塩」として知られている塩も、まずは岩塩という分類で考えていきます。その後、クリスタル岩塩と普通の岩塩の違いを説明することとしましょう。

岩塩、特にクリスタル岩塩の多くは、地球における進化の時代、つまりは約2億3000万〜2億5000万年前の「ペルム紀」と呼ばれる時代に生まれました。この時代、地球上にはパンゲアと呼ばれる四方を太洋に囲まれた唯一の大陸がありました。地球の長い歴史の中で、この大陸は分断を繰り返しながら、現在の七大陸が形成されたのです。

この分断の際には、地震や火山の噴火など大きな地殻変動が起こりました。陸同士がぶつかる所ではヒマラヤ山脈のように巨大な山脈が誕生し、海の分断によって陸地に取り残され海水は新しい湖を形成しました。新しくできた湖は孤立し海に流れることも、海から新しい水を得ることもできなかったため、太陽光によって水が蒸発し、湖の底には海塩が溜まっていったのです。ここに堆積物《たいせきぶつ》が重なり、さらなる地殻変動によって土中に没し、高い圧力によって海塩が結晶化し岩塩層を形成したと推測されます。(オクセニウスの理論)

こうして溜まった塩は、例えばパキスタンにおいては、アジア大陸とインド半島が互いに

岩塩の形成過程

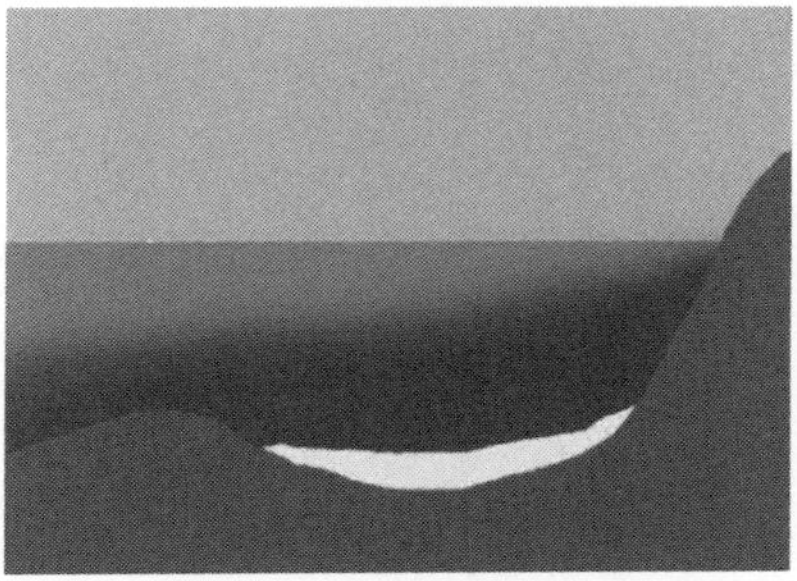

①約２億5000年前、地球上での地盤の動きによって古代の海の一部が切り離され陸地に取り残されました。これが当時の温暖な気候によって元の海水は完全に乾燥し、その中に含まれていたすべてのミネラルが結晶化して塩となりました。

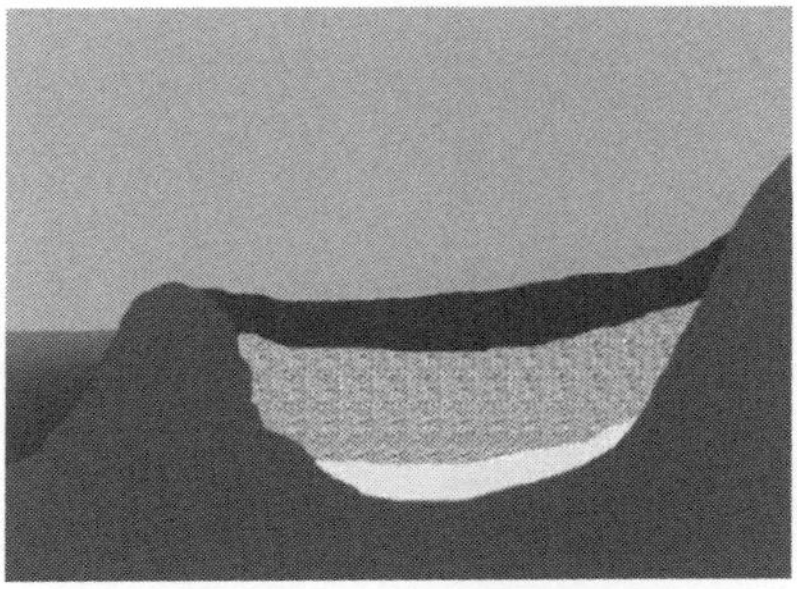

②その後いくつかの地殻変動によって、この溜まった塩の上を堆積物が覆い、さらなる地殻変動を受けることで地下深くに埋もれました。

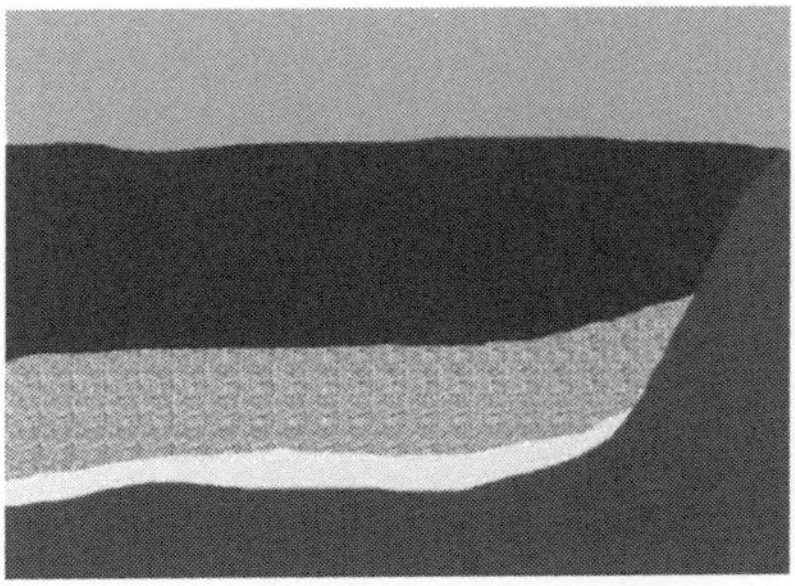

③この中の一部の塩は何億年もの間、山脈の誕生によって生まれた高い圧力を受け続けて、高純度に結晶化した岩塩を形成することになりました。（例：ヒマラヤ山脈）

乗し上げているヒマラヤ山脈に約300キロにわたる岩塩層が形成されています。

プラスの電荷を帯びた「邪気」を中和させるのは、マイナスの電荷を持つ塩！

人体が毎日一定量の水を必要とするように、細胞における生命活動が正常に維持されるためには、一定量の塩も必要となります。特に天然塩が含む微量元素は、必要な量がごく少量であったとしても、体の中の最も重要な役割を担っています。毎日十分な量の塩を摂取しないと、理由のわからない健康問題が発生することとなります。そのため塩も水と同じように、まず一つの栄養素であるのです。人生を健康に歩むためには、生命にとって重要な二つの物質を毎日十分に、そして高品質な状態で摂取しなければなりません。

水と塩は、生物の基本となるほとんどの生命機能を調整するとともに、人本来の生命力が持つ治癒能力を呼び起こします。水と塩は治癒材料として、ほぼすべての健康問題に対して使うことができ、これは同時に健康問題の多くは、生命の重要要素である高品質な水と塩を十分に摂取しなかった場合に起こることを意味します。

しかし、水と塩を薬としてとらえてはいけません。水と塩はともに、体内で長い間続いていたエネルギーとミネラル不足を補い、体本来の治癒能力を回復させることによって体を治癒するのです。あくまでも回復をやってのけるのは体自身であり、水と塩は、その手伝いをするだけです。この二つの物質の不足分を満たしてあげれば、体は再び自然な方法で本来の状態に戻ります。回復とは、まさにこういうことなのです。例えば高血圧の薬のように心臓の働きを制御しながら血圧を下げることは根本的治癒にはつながりません。これは医学が言うように「病状を抑えているだけ」なのです。しかし水と塩を使って体のコンディションを整えてあげれば、病気など存在しなかったかのように消えてなくなります。

塩と水の治癒力については、今まで人間が長い時間をかけて手に入れてきた数々の知識と同じように、現代学問の発達に伴って霧のカーテンの遥《はる》か彼方《かなた》へと葬られようとしています。しかし今、これらの知識はもう一度研究され、その霧はゆっくりと晴れてきました。ほぼすべての時代において、世界各地で塩と水が治療のために使われていたのにもかかわらず、現代学問をつくり上げた人類は、この二つの物質のことを忘れ去ってしまいました。

水と同じように塩についても十分な学術研究は行われていません。この原因は利潤を得るために嗜好性の高い飲料や価格の安い精製された塩、何万種に及ぶ薬を生産してきた産業と、それを甘んじて受け入れてきた私たちにあります。塩について私たちが持っている知識もまた、幾人かの人間の努力の結果、わかってきたことです。塩と水の研究における利点は、社会で言われていることが正しいのか否かを確かめるために、大がかりな研究施設や実験、莫《ばく》大な研究費用などが必要ないという点です。真実は自分の体によって、何のリスクもなく探ることができます。

二つ目の利点は、自分の体で試すことのできる水と塩が、短期間でその効果を見せてくれることです。ここで最も重要なのは水と塩の品質です。おかしなことに私たちが生きているこの時代では、靴の中敷に至るまで、すべてのものの品質が問われる中、体を構成し生命を存続させてくれる二つの物質についてては誰も深く考えません。この過ちは誰もが犯している過ちです。

さまざまな文化において塩を使った儀式が存在し邪気を追い払うために塩が撒《ま》かれます。これにはきちんとした科学的な理由が存在します。**「邪気」とはまさにプラスの電荷を帯びた有害なエネルギーで、マイナスの電荷を持つ塩がこれを中和させるのです。**宗教的儀式と科学の驚くべき符合です。

天然塩には自然界に存在する水溶性元素が多数含まれおり、精製された塩にはそのうちの塩化ナトリウムのみしか含まれていません。天然塩が体にとって不可欠な栄養源である一方で、精製された塩は攻撃的な物質です。体はこの攻撃的な物質を体外に排出するために、さらに水を必要とするのです。特に腎臓は、この精製された塩を排出しようと、余分な力を使います。そのため体は体外に出し切れなかった分を大切なタンパク質の貯蓄を使って中和さ

フォトンの光エネルギーが原子をつないでいる！

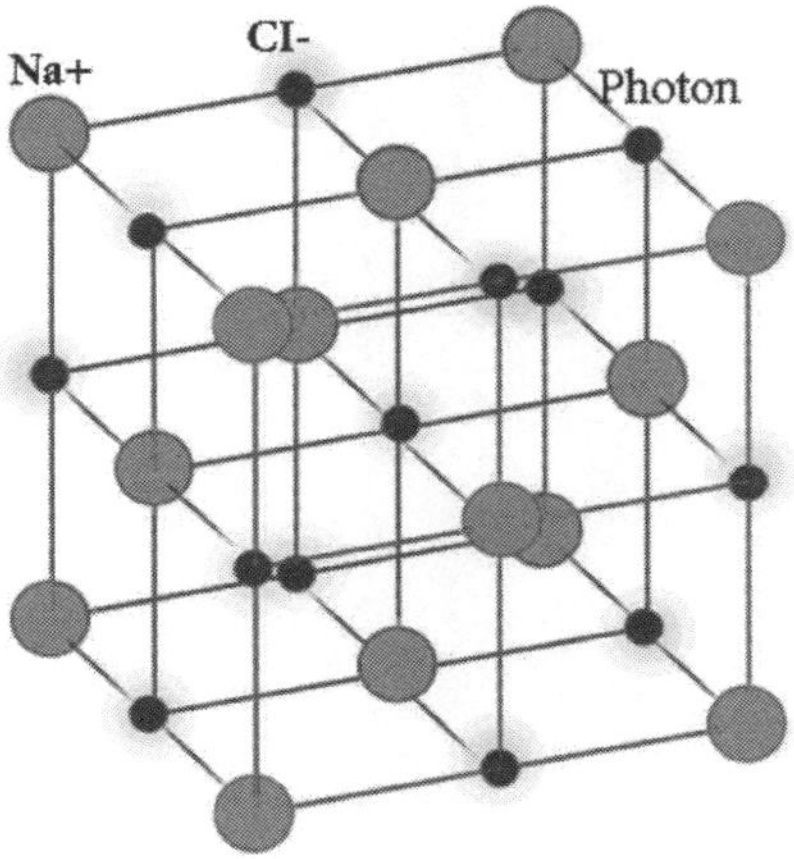

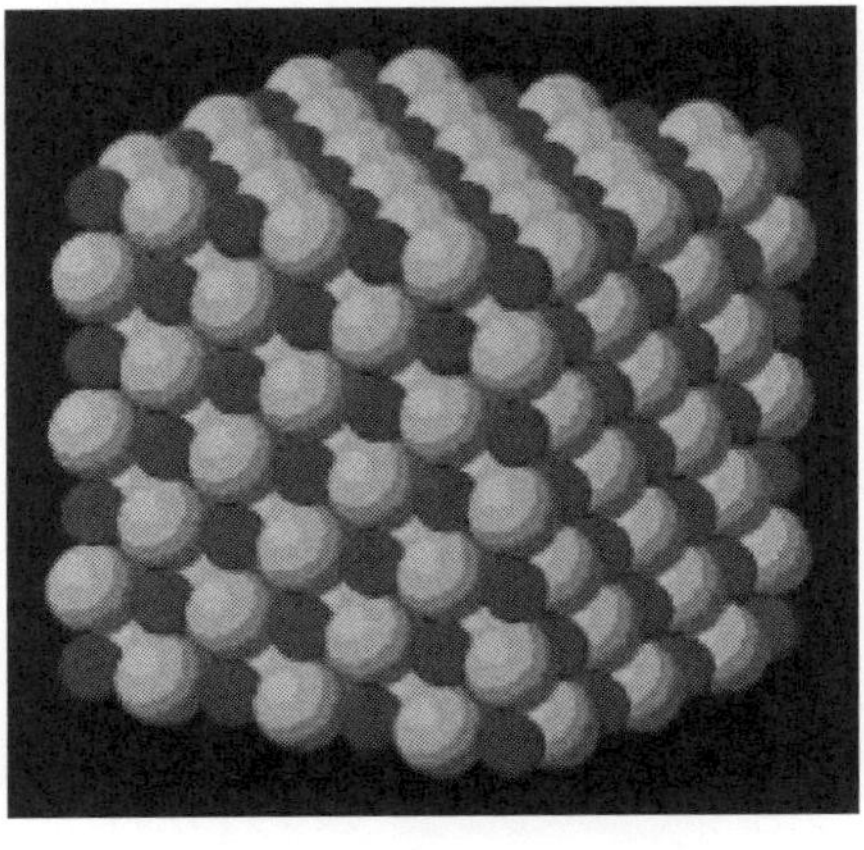

塩も水も“結晶”です。ナトリウムと塩素の原子が結合し、１つの分子を構成します。図からわかるように、結晶は列の上に決まった法則に従って並んでいます。この２つの原子を結びつけているのは、「フォトン」と呼ばれる光エネルギーです。
この結晶の構造は自然界に多く見られます。しかし塩の結晶を他の結晶と区別する違いは、水溶性であるということです。その他の結晶は水の中に入れられた場合、どれだけ時間が経っても変わらずに形を保ちます。しかし塩は水と混ざると、すぐにナトリウムと塩素の原子を結ぶ光エネルギーが分解され、そのエネルギーは水に移ります。

せ、骨や関節の上に排出できなかった精製塩が溜まりはじめます。その結果、リウマチや痛風、関節炎、恒常的な関節の痛みのような骨や関節の病気が発症するのです。

細胞と細胞の情報伝達に不可欠な塩と水の役割

水と塩は共に、人体の最も重要な生命機能を調整します。細胞液も細胞外液も濃度の違う塩水です。体内の神経細胞は、どれ一つとして他の組織細胞とつながっていません。しかし脳は体中の細胞とコミュニケーションをとることができています。これは、**細胞外液が電気を通す性質を持っている**からにほかなりません。こうして細胞間、さらには細胞と神経器官とのコミュニケーションが可能となるのです。

これはつまり、塩なしでは人は考えることも、話すことも、他の器官からの情報を得て必要な反応をすることもできないということを意味します。体内のすべての生命活動は、細胞内外の、この塩水によって行われているのです。

また、すべての細胞に栄養素を運ぶのは体液です。この液の中では、栄養素は拡散という方法で拡がっていきます。拡散の速度は液体の熱力によって変化します。熱は液中の粒の運動エネルギーを増やすため、拡散が容易かつ早くなるのです。寒くなると風邪をひく理由は、液体の熱力が下がったことにより拡散力が弱まるためなのです。

細胞の内外での物質交換もまた、二つの液体の塩分濃度の違いによって発生する浸透圧の力で行われます。前にも触れたように、体液の水分濃度が94％あり、細胞液の水分濃度は75％前後です。

しかし、これらの数字を絶対視してはなりません。なぜならば、この割合は人によっても異なりますし、その人の塩と水の消費習慣によっても変化が見られるのです。

塩が、これほどまで人間の生命のために不可欠な機能を担っていながら、「高血圧であるならば塩を摂らないでください」と言われるのは、どういうことなのでしょうか？　それはどのような塩を指すのでしょう？　この区別をきちんとしなければなりません。前にも述べたように**精製された塩は高血圧だけでなく、がんに至るまでさまざまな病気の原因となります。**そのため、海塩であれ、岩塩であれ、精製されているのであれば、摂らないようにしてください。

体内での塩のもう一つの役割は、ナトリウム−カリウムポンプによって浸透圧を維持させ、体の本来のバランスを整えることです。そして同時に体内の重金属や毒素を排出します。

塩の体内での役割

・数十種類以上の元素を含んでおり、体内のミネラル不足を解消します。
・水とともに細胞内外の液体を構成しています。
・塩が水に与えた伝導性の性質は、体内のコミュニケーション機能を補助し、考えることや体を動かすことに必要なコミュニケーション基盤を形成します。
・体内で浸透圧を発生させ、浸透によってすべての物質交換を可能にします。
・ナトリウム－カリウムポンプの作用を補助します。

人間の体は1日に最低2～6グラムの塩を必要としています。体が必要としている量よりも多く塩を摂取した場合でも水が十分に摂取されていれば尿排出機能によって、外に出されます。ちなみに1グラムの塩を排出するためには23グラムの水が必要です。水不足の状態で過剰な塩分を摂れば体内の機能の異常をもたらすため毎日、適度な量の塩を摂取する必要があります。逆に1日の摂取量が0・2グラム以下となると、体内に塩分不足が生じます。これは生物にとって、さまざまな機能に異常をきたす原因となり体に以下のような異常が表れます。

体内の塩不足の症状

・胃のもたれ、吐き気
・痙攣《けいれん》
・疲れ
・体の柔軟性の欠乏
・皮膚の乾燥
・低血圧と血液循環の障害
・長期間にわたる下痢
・異常な発汗

塩の種類

現代において塩は一般的に以下の三つの方法で作られています。

1、海水を乾燥させることによって手に入れる「海塩」
2、世界の一部の地域で人間によって掘削される「岩塩」　または「クリスタル岩塩」
3、産業的に、海塩や岩塩を精製して作られる「純塩化ナトリウム（食卓塩）」

これらの塩は生産方法の違いだけではなく、化学的・物理学的に大きく異なります。純塩化ナトリウムは化学的に塩との関連性が認められる一方で、生命や人体の健康という観点からは、塩とまったく関係のないものです。

海塩

地球のおよそ70％が海で構成されている一方で、海水の約3・5％で塩が作られています。

この割合は海によって、1〜4・5%の間で変化します。海水から塩を作る製法は昔からある方法の一つです。海の沿岸に造られる人工の貯水池に運ばれる海水は、太陽光によって蒸発し、残った塩が集められて使われます。海塩の大部分はナトリウムと塩素が占めているものの、そのほかに自然界に存在するすべての水溶性元素が含まれています。

精製された塩は細胞を傷つける——現代人は塩不足!?

実際には精製された塩の原材料も海塩か岩塩です。しかし、これらの天然塩は精製されることで含まれている元素や微量元素が消えています。そして残るのが塩化ナトリウム(NaCl)なのです。これは、もはや天然塩とは一切関係のない物質です。そのため、テーブルソルトと呼ばれるだいたいのものは体の役に立たないだけでなく、害をもたらすのです。なぜならば塩化ナトリウムは人体にとって攻撃的な物質だからです。体内に入った精製された塩は本来のバランスを取り戻すために結合相手の原子を探し始めます。塩化ナトリウムの結合相手はカリウム、カルシウム、マグネシウムなどの元素です。これらがないときには、体はすぐにこの攻撃性のある物質から逃れようとします。

体がこの攻撃性を持った物質を外に排出するためには、塩1グラムに対して23グラムの水

海塩の構成元素

元素	元素記号	含有量(死海) mg/kg	含有量(海塩) mg/kg
カリウム	K^{+}	128000	11100
マグネシウム	Mg^{2+}	88000	36800
ナトリウム	Na^{+}	20000	306200
カルシウム	Ca^{2+}	630	11800
鉄	Fe^{2+}	34	
ストロンチウム	Sr^{2+}	8	200
アンモニア	NH^{4+}	＜10	
マンガン	Mn^{2+}	＜5	
塩素	Cl^{-}	410000	550700
臭素	Br^{-}	3240	1900
硫酸塩	$[SO_4]^{2-}$	250	77200
炭酸水素	HCO_3	17	4000
炭酸塩	(CO_3^{2-})	16	
リン酸水素	HPO_4^{2-}	＜20	
フッ素	F^{-}	＜10	1000
ケイ酸	(SiO_4^{2-})	＜10	
ヨウ素	l^{-}	＜0.5	

表には、特に多く含まれているイオンが示されています。(微量元素は省略)
海塩の大部分はナトリウムと塩素の元素で構成されています。そしてそのほかに、カリウム、硫酸塩、マグネシウム、カルシウムも含まれています。

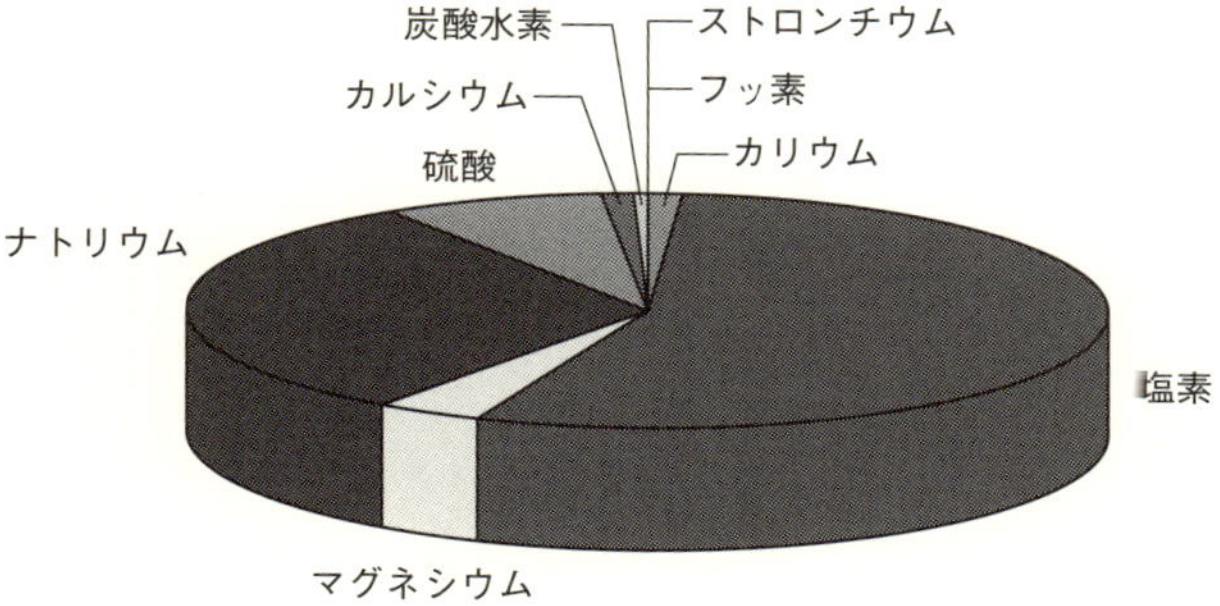

円グラフを見ると、海塩がミネラルを豊富に含有していることがわかります。しかし海塩は環境汚染により、重金属を含んでいます。そのため、ほぼすべての海塩は精製されるのです。

を必要とします。人間の腎臓は1日に5~7グラムの塩を排出することができます。水がない場合には代わりに細胞液が使われますが、それが消費され過ぎると、細胞は死んでしまいます。つまり**精製塩が体にもたらす害は非常に大きく、体がその攻撃性から逃れるために細胞を犠牲にしてしまうほど**なのです。

体は精製された塩を、自然でない上に攻撃的に細胞に介入してくる物質として認識し、自己防衛機能を発動して、自らを救おうとします。そのため排出器官を無駄に働かせてしまうのです。精製された塩が血圧を上げるというのは、これが原因です。前にも述べたように、高血圧は体内の恒常的な水不足の結果です。精製塩を体外に排出するために細胞液が犠牲になると、体の乾燥はさらに速まります。

今やヨーグルトからチーズまで、ほとんどの加工食品には必要以上に精製された塩が入っています。そのため産業国に住んでいる人々は、1日に約12~20グラムの精製塩を消費しているのですが、**過剰に精製塩を摂取しているのにもかかわらず、体は塩不足の状態であるのです。**最大の理由は精製塩が体には何の利益ももたらさないことにあります。体は水で中和できなかった精製塩を、第二の方法として骨や関節上に結晶化させます。初めの段階では、この方法が問題を解決しているかのように見受けられますが、長いスパンで見ると、これは生命を死に導くことさえある器官障害の原因となります。体は余分な精製塩を動物性タンパク質と結合させながら、尿酸に変換し、この尿酸は特に関節上に拡がりながら、針のような結晶を形成するのです。体が防御の最終手段として取ったこの結晶化は激痛をもたらします。

ここで次のような疑問が浮かぶかもしれません。「これほど人体にとって大切な物質を、いったい誰が、何のために精製し、有害な物質にしたのでしょうか？」と、悲しいことに今まで産業とイデオロギーに対して、無条件の信頼を寄せてきたせいで、私たちは何年も食卓にあった塩の正体について品質も、健康作用も、ましてや害についても、確認することをしなかったのです。近年の研究では塩も水と同じように体にとって不可欠な栄養源であり、これらの品質を他の栄養源よりも注意して判断しなければならないと警告しています。塩に関する研究はまだ少ないとはいえ、私たちの健康の道標となり得る段階に来ています。少なくとも人類が何千年もの間、付き合ってきた水と塩の活用法と成果を見直し、今一度生活に取り入れるべきであることが明らかになっているのです。

産業が発展するまで、塩は万能薬としてさまざまな所で使われていたのにもかかわらず、この伝統はまず産業国で崩れはじめました。おかしな点は、世界最高レベルの研究機関も含めて、誰も精製塩が健康に害をもたらすことに気がつかなかったということです。世界中で原因不明の健康問題が発生している最大の原因は、全世界が本物の塩を失っているからだというのに……。

どの時代においても社会を支配した産業は、それを支える生活形態をも生み出してきました。特にこれは資本主義社会の発展における推進力となります。資本主義においては、生産されるすべての製品について、まずは市場を開拓しなければなりません。なぜならば新しい商品は、経済的理由もしくは社会的理由によって消費者を見つけるからです。例えば車を例に考えてみましょう。車は便利な乗り物という以外に社会的な地位や権威を表す財産ともなります。今日の都市部では交通渋滞が深刻となっているため、近距離の移動には自転車を使った方が便利であるのにもかかわらず、一部の人は是が非でも車で行こうとします。なぜでしょう？　それは社会がそのレベルに達していないからです。自転車用の道路はさておき、歩道ですら広く通りやすいように整備されていません。私たちは、こういったことをすべて行政が整えてくれることを期待します。しかし行政というものは社会が声を上げて叫ばない限り動きません。どの時代においても政治とは社会の知識レベルや考えを映す鏡なのです。

さまざまな製品と同じように、塩についても似たようなことが起こりました。精製された塩は白くて、物理的には綺麗《きれい》です。岩塩と見た目を比べると、近代化を求める私たちの気分に合ったのは精製された塩の方だったのです。水を飲むことが一部の地域では貧窮を表すと考えられるように、トルコには岩塩を食卓に置くことを恥ずかしいと思っていた人も多くいました。そのため人々は塩の品質を、色や形で判断しはじめたのです。そうなると塩を精製している人たちは喜びました。この現象はさらに進んでいき、今や法や規制までもが精製された塩化ナトリウムを基準に制定されています。新しく発展したこの産業社会と、反対の立場を取る一部の団体が政治という場で戦った一方で、産業社会の支持派のみならず反対派も、資本主義が生み出した新しい生活形態を拒否しなかったのです。資本主義社会のほとんどの製品は、よく検討されることもなく市場に受け入れられてきました。今まで長い間、塩化ナトリウムをほぼすべての人々に塩として信じ込ませることができた理由もここにあります。

現代の塩はなぜ精製されているのか？――精製塩には添加物も使われている！

いったい誰が、何のために塩を精製しようと思い立ったのでしょうか？　その理由はいたって簡単です。

1、塩化ナトリウムの高い化学反応能力：純粋な塩化ナトリウムは、ほぼすべての物質と化学反応を起こすことができます。このような特徴を持っているため、プラスチックやガラスの生産、また製薬産業においても必要とされる物質なのです。このため、**世界で生産される塩の93％は産業用で、残りの7％のうち5％は防腐剤として食品産業で使われています。**産業用としては天然塩に含まれる塩化ナトリウム以外の元素は余計なものと見なされ排除されるのです。世界の塩生産量のうち、私たちの食卓に届けられる塩はわずか2％です。

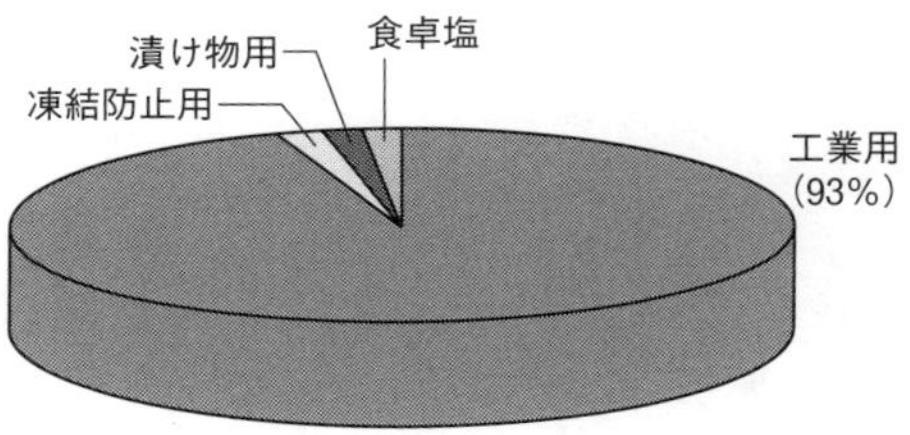

海塩の消費割合

2、生産の手軽さ：今の時代、現代的な塩生産工場においては、誰もシャベルを手に鉱山へ行きません。岩塩層に水を注入して塩を溶かし、ポンプで汲《く》み上げた濃い塩水を熱して塩だけを取り出すのです。水に溶かされた塩には、石灰泥なども吸い上げられますがこれを除去して綺麗に精製するのです。海塩についても同じように海水を釜で炊き、精製された塩を取り出します。産業化に伴って発展したこの製法は、いたって簡単で低コストです。産業界は、このような製法を発見したことをむしろ誇りに思っているはずです。

岩塩や海水から作られた塩水は高温および高圧の状況下で（熱

圧着の手法）水と分離し、結晶化します。その際に、さまざまな化学的な工程を通り、天然塩から塩化ナトリウム以外の元素を取り除きます。こうして1リットルの塩水から、250～300グラムの純塩化ナトリウムが得られるのです。

少し前にも出てきたように、これらの塩化ナトリウムのうち約93%は産業界が使うため、食卓に届く塩は経済的な割合から見るとほぼないと言ってよいほど少ないのです。そのため生産者は、生産している塩化ナトリウムが人体の健康を害するかどうかなど、研究する必要性も感じません。

消費者の側から考えると、天然塩と精製塩の味はまったく同じとは言えないものの、よく観察しないと区別することは困難です。物理的な外見から言えば、精製された塩の方が近代的な生活スタイルを好む人々の心をつかみます。そのため消費者は本物の塩が、ゆっくりと消えていっても、むしろそれを歓迎したのです。

塩の精製段階において加えられる物質（サラサラとした質感を生み出す物質）

・炭酸カルシウム（$CaCO_3$）

・炭酸マグネシウム（$MgCO_3$）
・フェロシアン化ナトリウム（$NaFe(CN)_6$）
・フェロシアン化カリウム（$K_4Fe(CN)_6$・$3H_2$）
・ケイ酸アルミニウム（Al_2SiO_2）および水酸化アルミニウム（$Al(OH)_3$）

精製塩の生産には、フッ素などさまざまな化学物質が加えられます。こうして私たちの健康を脅かす精製塩ができあがるのです。例えばアルミニウムが健康に害を及ぼし、特にアルツハイマー病の原因となることは、広く知られています。

化学・製薬産業に需要のある塩（Nacl）

現代の産業において塩を使わない分野は、ほぼないと言えるでしょう。特に化学・製薬産業は塩なしでは成り立ちません。漂白剤からガソリン、ガラスからプラスチックに至るまで、塩がないと生産できないものばかりです。

産業で使われる塩（Nacl）の例

・ソーダの製造：苛性《かせい》ソーダなどを含むソーダは繊維産業や洗浄剤（漂白剤など）の製造
・ペンキ、絵の具の製造
・皮のなめし加工や染色
・掘削における冷却剤として
・亜鉛めっき
・石油や軽油の製造
・自動車の冷却水
・ガラスやプラスチックの製造
・製菓業
・製薬産業
・アルミニウム製造
・製紙

光のエネルギーに満ちているヒマラヤ産クリスタル岩塩（＝ダイヤモンド）と一般の岩塩（＝石炭）の違い

岩塩は世界中のさまざまな所で見られるのに対し、クリスタル岩塩は限られた地域にしかありません。その中でも最も重要な塩がヒマラヤ産クリスタル岩塩と呼ばれる、パキスタンのヒマラヤ山脈にある塩です。

ヒマラヤ産クリスタル岩塩は地殻変動によって内陸に取り残された海が干上がり、約2億5000万年前と推定される岩塩層の形成に伴って生まれました。**普通の岩塩との違いは高い圧力の下で結晶化したことにあります。**

海が干上がるために必要な太陽光エネルギーの一部は、塩の中に蓄積されています。そして水に溶かされたときに、何千年も前に溜め込んだ光のエネルギーを放散するのです。

今までの多くの私の塩水療法の経験からもヒマラヤ産クリスタル岩塩に最も効果が見られます。結晶化の過程、ミネラル結合の面でも、最高の品質を持っているのはヒマラヤ産クリスタン岩塩であるとされています。世界のほとんどの岩塩は機械か爆発物を使って採掘されるため、多くの有害物質が天然塩に混入してしまいます。そのため、これらの塩は冬季、道に撒《ま》くためだけに使われ、口に入る塩は精製された状態で市場に出回ります。しかしパキスタンで採掘されるヒマラヤ産クリスタル岩塩の多くは最低限の爆発物を使っての採掘方法が取られ、あとは手作業で進められています。

ヒマラヤ産クリスタル岩塩は高い圧力の下で結晶化したためミネラル粒子が小さく、水によく溶けます。クリスタル岩塩の溶液は細胞膜を容易に出入りすることができるのです。そのためクリスタル岩塩は、水と一緒に摂取された場合、体のエネルギー不足やミネラル不足を解消し、潜在的治癒能力を引き出します。医学は塩の摂取が高血圧をもたらすと主張していますが、クリスタル岩塩を使った実験は、これとまったく逆の結果を示します。ヒマラヤ山脈で産出される岩塩の品質もさまざまあります。最高品質のものは水晶のように透明で、これが「クリスタル岩塩」と呼ばれるものです。そしてミルクのように白い塩、薄い赤色の塩と並びます。薄い赤色、またはピンク色の塩の中には、ほかの塩と比べて鉄分が多く含まれています。これらが採掘される地方の人々は、塩の治癒力の高さを昔からずっと知っており、さまざまな療法が伝えられています。

岩塩も採掘場所によってその成分に違いがあります。なぜならば塩の成分は、元の海の成分を受け継いでいるからです。例えば黒海の塩分濃度は1・8%、大西洋では3・7%、紅海では4%にまで上がります。古代においてもミネラル成分と塩分濃度はそれぞれの海域で異なっていたため、これを元にできている岩塩の成分も採掘される地域によって当然違いが見られるのです。

クリスタル岩塩と普通の岩塩の構成成分に大きな違いはありません。重要な違いは形成過程にあります。クリスタル岩塩は何億年間もかけて、高い圧力の下で結晶化したため塩の濃度は濃くなり、普通の岩塩と比べるとより繊細な作りへと変化していきました。**クリスタル岩塩と普通の岩塩の違いは、石炭とダイヤモンドの違いと同じです。石炭とダイヤモンドは化学的には同じミネラルで構成されていますが、物理学的に見るとダイヤモンドと石炭はまったく別の物質です。**ダイヤモンドは高い圧力の下で圧縮され、透明でとても硬いという性質を持っています。しかし石炭は、皆さんもご存じの通り黒く、透明ではありません。

岩塩とクリスタル岩塩も同じです。岩塩は、いたって粗い作りであり、体内に取り入れられてもそこから細胞内に入ることは困難です。地殻変動によって生じた高い圧力がクリスタル岩塩の形成にも役立ちました。これがまさに自然界が後世の人間にプレゼントした得難い幸運だったのです。クリスタル岩塩の形成を助けた自然界の偶然が、今日の人間の健康にとっていかに重要であるかを実感します。通常、無機ミネラルは分子が粗く人間の体内への吸

塩の種類と特徴

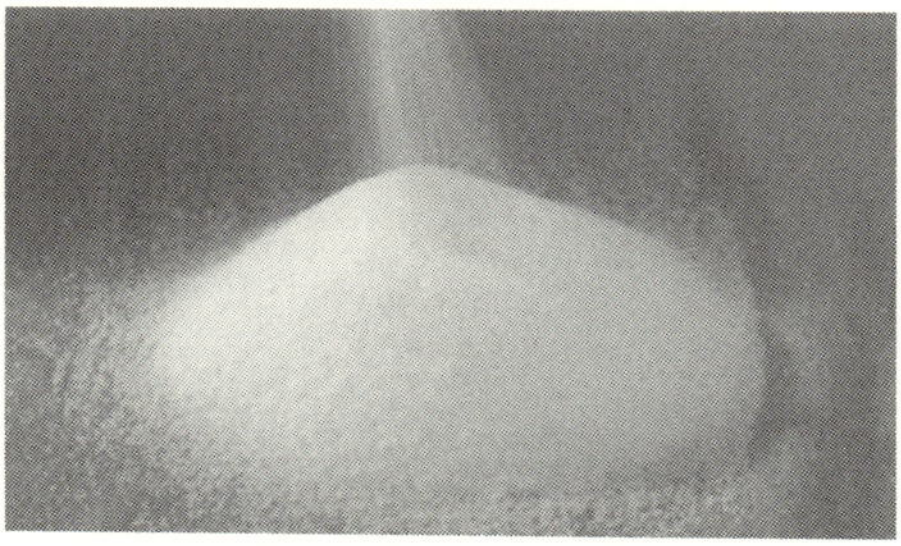

精製された塩
・純塩化ナトリウム（NaCl）。・体にとっては攻撃的な物質。・高血圧を悪化させます。・胃がんのリスクを増やします。

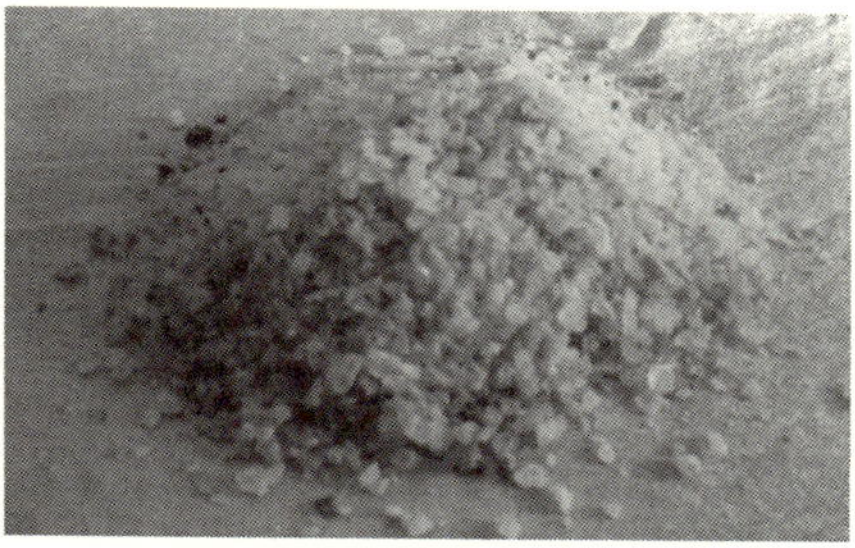

岩塩
・精製された塩のように攻撃的ではありません。・数十種類もの元素と微量元素で構成されています。・粒子が大きいため細胞膜から入ることが困難です。

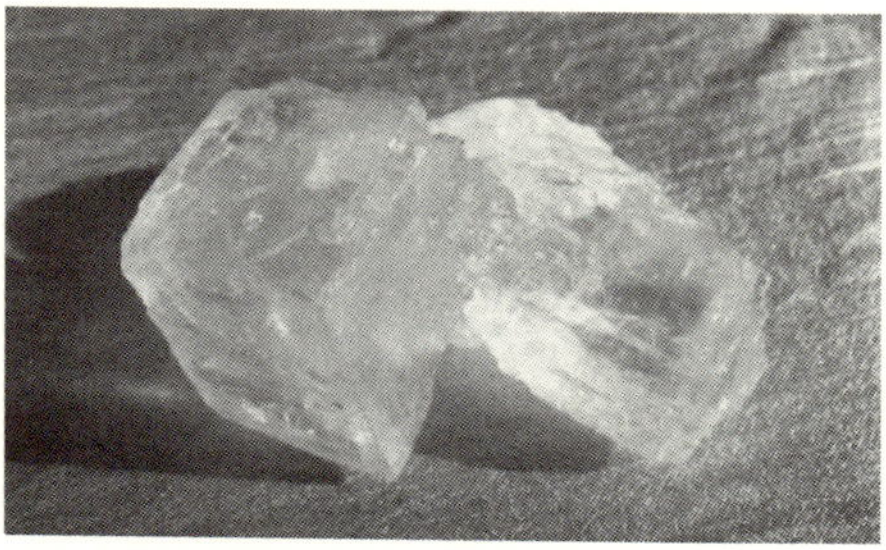

ヒマラヤ産クリスタル岩塩
・自然界にあるすべての水溶性の元素を含んでいます。・高い圧力によって圧縮されています。・細胞膜から容易に出入りできるため、体のミネラル不足を解消します。

収ができないため、まずは植物によって吸収されて初めて人体にとって有効な栄養となります。しかしクリスタル岩塩は初めから繊細な作りをしているため、このような過程を踏むことなく直接体内に取り入れただけでその力を発揮します。

第3部

塩水療法

——生命の源のエネルギーを呼び覚ます
伝統の知恵がここにある！

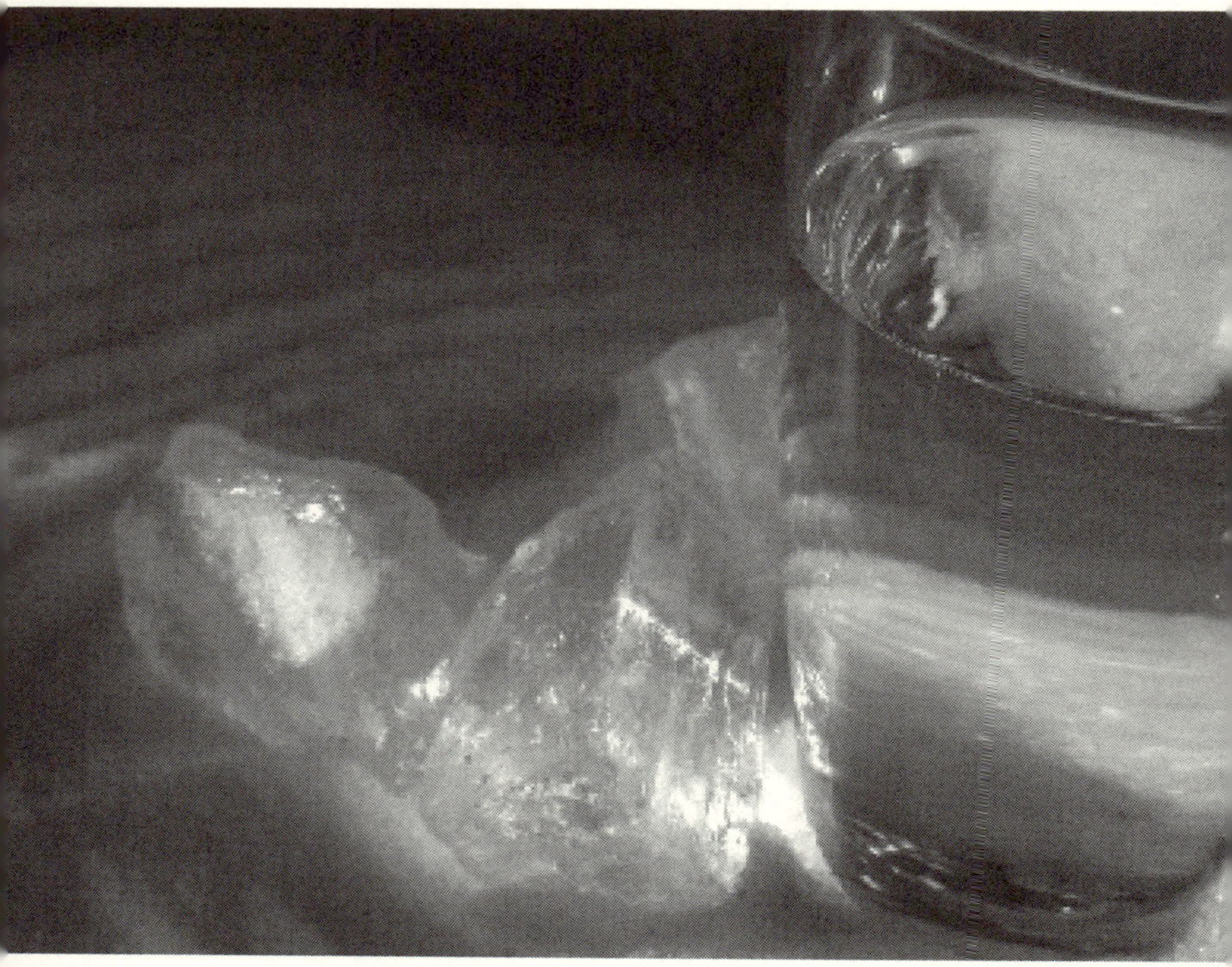

第10章

忘れられたシンプルセラピー、塩と水だけの奇跡の力！

医学的な調査でも精製塩（Nacl）と天然塩が混同されている！

読者の皆さんは今までの章を通して、精製された塩とクリスタル岩塩の違い、塩の治癒力について議論する際、その塩とはクリスタル岩塩を指しているということを十分に理解されたことと思います。この本の中で、これからお勧めする塩水療法はすべて、クリスタル岩塩を用いた調査を元にしています。そのため、これを試す場合はクリスタル岩塩を使ってください。絶対に精製された塩を使って実践しないでください。塩は全部同じだろうと精製された塩を使うと危険な結果をもたらす可能性があります。

この見解は古来から伝わるものであるとともに、まったく新しい観点から得たもので生命の基盤となる栄養素、水と塩についての最新の研究をもとにしています。このような研究はわずかしか報告されていません。その理由は世界中で精製された塩とクリスタル岩塩の違いが多くの人に知られていないことにあり、これは市民だけでなく、大多数の学者たちにも当てはまります。悲しいことに私たちの食卓にある「塩」と名付けられているものは、本来の塩ではありません。またさらに残念なことに、私たちは、その物質を「塩」だと思い込んでいます。ここで食卓にある私たちが「塩」だと思い込んでいる塩化ナトリウムが私たちの健康にどのような影響をもたらすのかを考察していきましょう。

学問の世界にいる人々だけでなく、特に高血圧を抱える人は「塩は血圧を上げる」というフレーズをよく知っています。しかし問題となるのはどの塩が血圧を上げるのか、という点です。この本を読んでくださった皆さんは、すべての塩が同じではないことをおわかりでしょう。私たちが塩だと認識している塩化ナトリウムが、塩ではないということも理解していただいていることでしょう。次のように言う人もいるかもしれません。「最高品質のクリスタル岩塩でさえ、構成要素の大部分は塩化ナトリウムではないか」と。これは事実です。しかし同時に、クリスタル岩塩には最低でも数十種類の元素が含まれています。私たちはこの事実が見えないように目隠しをされてきました。

医師は高血圧の人に、「食卓から塩を遠ざけてください」と言います。その場合多くは、塩というのが純塩化ナトリウム（NaCl）を指しているのことを知らずに言っているのでしょう。私たちが塩を摂取しなかった場合、体の最も根幹となる機能が塩なしでは働きません。本物の塩から遠ざかるということは、人にとっては死に近づくということを意味するというのに、今まで医師たちはこれについて言及してきませんでした。現代社会で多発している、体内の恒常的な水不足が原因で発病するがんや喘息《ぜんそく》、高血圧のような**病気が蔓延《まんえん》している理由は「水不足」とともに「塩不足」なのです。**いくら水を飲んでも、体内に十分な塩がなければ、その水はなんの役にも立ちません。

私たちは水と塩を離れることのない相棒や夫婦のようにとらえる必要があります。自然界はすべてが一体で関係し合っており、ある物質の構造が壊れると一つの大きな自然界のサイクルが崩れてしまいます。生物が必要としている一つの物質の構造が壊れただけで、生物全体に影響を及ぼし生命が脅かされるのです。今日の人間社会で起こっている混乱がまさにこれです。水の代わりに多くの人々が欲する加工飲料と、作りが破壊されている塩が、ただそれだけのことが、多くのサイクルと秩序にダメージを与えているのです。健全な社会の根幹となる健康が保障されないことで、余計な悩みや争い、不必要な消費やそれに伴う環境破壊を引き起こしているととらえることができます。このことに気づく人はまだわずかです。例えば、ガソリン車に軽油を入れても車は動きません。この車の例を理解できない人はいないでしょう。しかし同じように、何億年もかけて生命が築いてきたシステムに必要な人間の根幹を、取り入れなければならない物質を、経済的な理由だけでいとも簡単に違うものに代えてしまい壊していけば、当然のように私たちの生命も動かなくなってしまうのです。

例えば日本の国立がんセンターでは１９９０〜２００１年にかけて40〜59歳の男性１万８６８４人、女性２万３８１人の食習慣（特に塩の摂取習慣）を調査しました。11年間にわたり約４万人の食習慣を観察し、塩を過剰に摂取している人（１日に12〜15グラム）の胃がんの発症率が二倍であることを突き止めました。日本では平均して男性では１０００人に１人、女性においては２０００人に１人が胃がんを患っているというデータがある一方、塩を過剰に摂取している人たちにおいては、この割合が男性で５００人に１人、女性は１３００人に１人という数字が出たのです。しかし興味深い点は、この調査においてさえ**調査対象の人々が食べている塩が精製された塩であるのか、または天然塩であるのかということは聞かれなかった**ということです。重要な実験条件が抜け落ちているのではないでしょうか。

世界最高レベルの頭脳と莫大な予算を使って戦争が行われ、最新鋭の工場に多くの化学者が結集して、薬や加工飲料を生産している一方で、人間の体にとって不可欠な二つの物質については、ほぼゼロに等しく研究が行われていないことは悲しいことです。しかし、これが現実なのです。

塩の精製は人間のために行われてはいません。現在生産される塩の約93％を産業界が使い自分たちにとって使いやすい精製した塩を、私たちの食卓にも回したのです。泥のような色の岩塩を、白く透き通った塩として食卓に届けていることを、彼らは誇りに思っているでしょう。そして私たちが騙《だま》されている一番の要因は、その白さと、サラサラした質感なのです。多くの人は、この変化を喜びました。しかしこの白い毒が人間の健康を知らぬまに脅かしていたということに、遅かったとはいえ今、気がついたのです。

今、明らかにされなければならない最大の謎は「人類はいったいいつから塩と塩化ナトリウムを混同したのか？」「学者はなぜ、これほど栄養を含む塩が塩化ナトリウムに取って代わられることに目をつむったのか？」ということです。

天然塩と精製塩の違いはと言えば、味ですら判断することができるのです。例えばヒマラヤ岩塩を使って作る料理と、精製塩を使って作る料理とでは信じられないほどの味の違いがあります。

精製塩は食品を劣化させる！――塩化ナトリウムを塩と認識する間違い

1人の頭のおかしい人が登場して、とんでもないことを言い出すまで、誤解は続いていくごしょう。1人が立ち上がって、みんなの行動が間違っていることを証明すると辺りは、ざわつきはじめるのです。なぜならば、それまでのみんなの存在理由を否定してしまったことになるからです。この新しい見方・パラダイムシフトを社会に受け入れてもらうまで戦い続けなければなりません。最も強い抵抗は、存在理由を覆された人々によって行われるでしょう。

今、塩も同じ状況に置かれています。太陽が毎日東から昇るように、食卓にある塩化ナトリウムは当然、塩であると信じて疑われないのです。これは化学産業の世界規模での成功といえるでしょう。資本主義は私たちを生産物で埋め尽くすだけでなく、観念的にも取り囲み、身動きをとれなくしています。今日において塩と塩化ナトリウムを区別できる人は少ないでしょう。スーパーに陳列された「塩化ナトリウム」を包んだパッケージには「塩」と書いてあり、これを買った人はなんの疑いもなく「塩」と思い込んでそれを食べているからです。

学者もまた、塩化ナトリウムを塩として認識して研究をすれば、この研究は根本から間違いを犯すことになります。塩と塩化ナトリウムを区別せずに進められる研究は、アジア大陸とアフリカ大陸を混同することと同じくらい大きな間違いを含んでいます。「過剰な塩化ナトリウム摂取はがんのリスクを増やします」という研究結果は正しいのです。しかし、塩化ナトリウムを「塩」として認識すると、根本から間違った結果となります。結果は正しくても、責任を追及されている物質がまったく異なったものになるからです。

私の子供時代を思い出すと、母はチーズを保存するために父に岩塩を買ってくるよう頼んでいました。父はそれをどうしても理解できず「白い塩でいいではないか」と訴えていました。なぜならば当時、岩塩は20～30キロの塊の状態で売られていたため、父は岩塩を買うと、その大きな塊を背負って運ばなければならなかったからです。父が「白い塩」と呼んでいた精製された塩は5キロずつに包装され、運びやすい形で売られていました。また、岩塩を買うことが貧窮を表しているかのように感じ、これを恥じていました。しかし母は**精製塩がチーズの味を劣化させる**と言って譲りませんでした。父は成す術《すべ》もなくこの20キロの岩塩を抱え、家まで運んだのです。母はチーズを美味《おい》しいままに保存する塩が何かをよく知っていました。しかし、母が持っていたこの知恵が私たちの暮らしから消えようとしています。精製塩がチーズを悪くすることを、母は知りながら、これが自分の体を悪くするとは思わなかったのでしょう。父が岩塩を運ぶことを恥じていたため、わが家ではチーズを保存する以外には「精製された塩」を使っていました。そして私の母は高血圧の結果、脳出血を起こし、若くして逝ってしまったのです。

歴史上ずっと人々が使ってきた方法から、こんなにも遠ざかってしまった時代は今までありませんでした。羊飼いが群れから遠ざかり、職人が工具から遠ざかり、医師は患者から遠ざかり、詩人は言葉を失ったのです。

私たちは産業の発展とともに、1世紀ほど前から自然や自然の生き方から遠ざかって人工的な見た目の綺麗《きれい》さや一時的な利便性、安価な物に価値を見いだし、行くべき道を見失ってしまったのです。今の時代、トルコも含め、そのほかの産業国において約3人に1人が高血圧を抱えています。これは信じられない数です。この状態を打開しなければなりません。

最近になってこの状況に気づきはじめた人たちによって、自然の法則に従った生き方が見直されつつあります。病気の解決法を医師の部分的な処置に頼るのではなく、統合的な治療方法を模索し、発達させています。この動きは今後もっと大きなものになっていくでしょう。人間の健康を「自然界の中に生かされている人体」として認識し、体全体の正常なバランスを取り戻すような方法に活路を見いだそうとしているのです。

この簡単な例は老化とともに発生する目の見えづらさですが、この症状の最大の原因の一つは高血圧です。高血圧を抱える人は目自体の機能の低下ではなく高血圧によって目が見えづらくなるのです。この場合、眼科医にできることはありませんが、眼鏡を買うよう勧めるでしょう。しかし眼鏡は、日常の健康問題を解決するどころか、さらに悪化させてしまいます。

統合的な健康への見解を持つ人であれば、まず視力の低下に応急処置を加えるよりも、その原因となっている高血圧を解決することを優先するでしょう。眼鏡や血圧計に表示される数値を下げるためだけに処方される薬では、高血圧の原因となっている体内の問題を解決することができません。

必要なのは、人間を生物学的な存在としてのみではなく、同時に社会的かつ心理学的な存在として認識することです。深刻な健康問題の原因の多くは精神的な事象にありこれに大きく影響を与えるのが社会的な関係性です。精神的理由で問題が発生した人の体を、もう一度健康な状態に戻すためには、まず属している社会的な関係を変えなくてはなりません。これが行われない限り、どんな治療を試しても正しい結果には、たどり着きません。

例えば誰もが恐れるがんを例に考えてみましょう。医学は可能であれば、その部位を切除します。むしろ、そのために腫瘍《しゅよう》が大きくなるまで待つことさえあります。しかし、人々をがんに至らせた原因は体の中にあるままなのです。すると、腫瘍を切除するだけでは解決になりません。なぜならばがんの原因となっている根本的な問題が、体の中に存在する限り、がんは再発するからです。

人体と健康を統合的にとらえ、統合的な健康（体全体の健康）を考えなければなりません。

体のある部位で、がん、頭痛、高血圧のような異常が起こっていたならば、因果関係と、病気に至る経緯をさかのぼる必要があります。

この章ではまさに、人類が何千年も前から知り、使ってきたのにもかかわらず、産業によって奪われてしまった、**水と塩の治癒力**を見直し、自然で簡単な治療方法を掘り起こします。信じがたいと思う方もいらっしゃるかもしれませんが、試していただくと明らかな効果が短期間で表れるため、驚かれることでしょう。子供時代に経験したことがある療法として懐かしく思う方もいらっしゃるかもしれません。

水と塩を使った治療法は封じられてしまった

水と塩を使った治療法の歴史は古く、治癒力のある水や温泉、塩の持つ治癒力について人々はよく知っていました。口伝えに伝承されてきた水による治療方法を学術的に証明したのはジークムント・ハーン（1696〜1773　ドイツ　哲学者）でした。哲学者であり医師でもあったハーンは1738年に水について書いた『新鮮な水の人体での力と効果、特に病気を抱える患者における体内外からの治療法』という本を出版しました。

それからちょうど100年後、哲学を学ぶ学生だったセバスチャン・クナイプ（1821〜1897　ドイツ　教会の司祭）が本を偶然見つけ、本にあった水治療法を使って自らの結核を克服します。その後ひそかに、自分と同じように結核を患っている友人たちを水によって治療しはじめました。

セバスチャン・クナイプはその後、教会の司祭という身分を得たにもかかわらず、水治療を隠れてやらなければならなかったのです。クナイプの水治療は、まず薬剤師から非難され、この抗議によって彼は罰金に加え、水治療を禁止されてしまいます。裁判において彼は医師から見放された人々や、貧しくて病院へ行けない人々を治療したと主張しましたが、裁判官は彼の主張を聞き入れることなく水治療を禁じました。クナイプは裁判に敗れましたが、判決を下した裁判官自身が痛風の治療を彼に頼んだという逸話が残されています。その後1854年に蔓延したコレラによってクナイプの父親が亡くなります。これを受けてクナイプは禁じられていた水治療を再開し、「コレラ牧師」としてヨーロッパ中で名前が知られるようになります。これを知ったローマ法王が自らを治療させるため彼をローマ

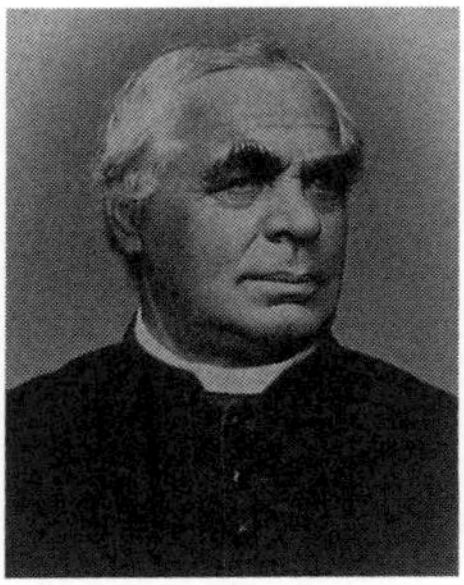

セバスチャン・クナイプ

に招待した記録が残っています。今でもクナイプが当時出版した雑誌が残され、クナイプ協会に属する医師グループが存在します。

塩の有効性については今から100年前、ウィルヘルム・ハインリッヒ・シュスラー（Wilhelm Heinrich Schüßler）博士（1821〜1898）が、人間の遺体を焼却し、残った灰に含まれる塩とミネラルの分析をしました。この調査によって**人間の死因となる病気と、体内のミネラル不足と塩不足の間に因果関係がある**ことを証明しました。

健康問題に対する「栄養摂取のメカニズム」

今までの章で人間の体内で発生する健康の問題の多くが、体内での水不足や、構造が破壊された塩と水以外の飲料の摂取が原因となっていることを述べました。体内で不足している物質が補完されると、何事もなかったかのように病気も消えてなくなります。水と塩の欠如が長期間にわたって体を破壊していなければ、短期間で改善が見られるでしょう。体の破壊が大きい場合には、体が本来のバランスを取り戻すまで、つまり健康な状態に戻るまで、忍耐強く天然塩と水を使った治療法を続ける必要があります。重要なことは、体の信じられないほどの自己治癒能力と修復能力を信じてあげることです。

忘れていけないのは、水と塩を使って健康を取り戻す方法は、薬療法とは違うという点です。薬を飲むと体内には問題が残される一方で、私たちは痛みを感じなくなります。しかし塩水療法においては問題の根源に向かい合うため痛みはすぐには消えません。むしろ、その痛みは問題が解決されつつあるサインです。

ここでは塩水の活用法をよりよく理解するために、栄養摂取のシステムを解説します。

人間の体内で生命活動が行われるためには、さまざまな栄養素を体内に取り入れ細胞に吸収させる〝栄養摂取〟が必要です。その際に吸収されない、または害のある物質は外に便として〝排便〟されます。血液に吸収された栄養素は〝循環〟して、体中のさまざまな部位にて分配される必要があります。そして細胞に届けられた物質を細胞が使って〝代謝〟が行われ、ここで〝免疫機能〟が働き、代謝の結果出る老廃物は外に出されます。以下に各過程の機能と水と塩の関係についてまとめます。

①消化機能：食べ物が口内に入るとすぐに、体は唾液《だえき》を分泌するために水を必要とします。

胃ではすべての食べ物が水に溶けなければなりません。水溶性の物質のみが小腸から血液に乗せられます。そのため胃は食事のたびに約2リットルの水を出さなければなりません。水不足は、まず胃に異常をきたし消化不良などを起こします。

②排便機能：体内に水不足が生じていると腸は水を一滴も逃さないようにします。こうして便秘などの排便障害が発生します。これは大腸がんの原因となります。

③循環機能：血液の94％は水です。体に恒常的な水不足が生じると血液中の水分の約8％が吸収され、他の器官へと分配されます。これによって特に食後に血液の流れが悪くなり、高血圧の原因となります。血圧が上がると血液循環の速度が落ち、体の酸素や栄養素に対する需要に応える能力が低下します。これは、さらに他の機能の障害をもたらします。

④免疫機能：免疫機能には、体の自己防衛機能、栄養素を細胞が消費する機能、老廃物を排出する機能、そして体の修復機能が含まれます。免疫機能は水によって機能するため恒常的な水不足によって崩壊します。免疫機能が崩壊した体は伝染病に対して無防備になり、頻繁にインフルエンザなどにかかるようになります。また、細胞で生じる遺伝子の異常が修復されずにがんの原因となります。細胞の栄養素の消費による結果出る老廃物が、水不足によって体外に排出されないと、体はこれらを皮膚から排出しようとし、さまざまな皮膚の病気が発生します。またはこれを骨の上に拡げ、さまざまな関節や骨の病気が生じます。

第11章

これが塩水療法の基本メソッド

では、いよいよ、水と塩の活用法についてのご紹介に移りましょう。

エネルギーにあふれた塩水とは何か？

綺麗《きれい》な天然のミネラルウォーターを使って作られた塩水は、液体化された濃いエネルギーと言えます。今日、ミネラルウォーターが地下の長い道を経ながらたくさんのエネルギーを吸収していることがわかっています。一部のミネラルウォーターは地上に出るまで何千年も地下を巡って湧《わ》き出ています。もう一方で高い圧力で結晶化したクリスタル岩塩は、物質とエネルギーの媒体です。塩水の治癒力は、二つの物質が持つ豊富なエネルギーとミネラルによってもたらされます。特に水不足や精製された塩の摂取によって生じる病気は、塩水療法を適切に活用することによって治癒できます。

一般的にほぼすべての体調の不具合と深刻な体の問題に対して、体内の水不足を解消する塩水療法が有効です。目の乾燥や風邪、皮膚の病気などの一部の症状に関しては、体内からの治療を進めつつ、体外から塩水を塗布することで、より治療が効果的になります。クリスタル岩塩は体内における物質交換の際に重要な役目を担うと同時に、細胞間のコミュニケーションにおいても必要となる基盤を構築します。

塩水療法は病気を克服するためだけでなく、呼吸をするように、一生を通して続けていくべきものです。健康かつ活発に生きるために品質の良い水と天然塩を取り入れる生活を始めましょう。老化と死から逃れることは困難ですが、老化を遅くし死を迎えるまで健康に生活することは可能です。

塩水療法の具体的な方法

ラテン語でSoleと呼ばれ、私たちが塩水と呼んでいる塩の水溶液の活用法について説明していきます。水と塩は体を構成すると同時に、さまざまな健康問題を解決します。

最も重要なことは決められた分量を正確に守ることではなく、人体を構成する二つの物質についての知識を深めることです。だんだんと自分の体を知り、体が発する警告を正しく理解し、正しい対処ができるようになります。

体の乾燥に気がついて水を飲むことも大切ですが、それだけでは求めている結果に到達することはできません。特にがん、高血圧、喘息、肥満を克服するためには継続的な塩水療法が必要です。

塩水療法の基本的な進め方は以下の通りです。

成人は1日約2〜3リットルの塩水を、起床後、食前30分前、食事中、就寝前に分けて飲むのが理想的です。

その際の**塩分濃度は0・1%**（1リットルの水につき塩が1グラム）です。

1日の飲むタイミングの目安は次ページの表にまとめることができます。起床時と就寝前、各食前30分前と食事中に塩水を飲むことをお勧めしますが、食事の内容、回数、ライフスタイルが異なりますので、こちらはあくまでも目安と考えてください。ご自分の体質と体調に合った塩水の摂取をすることが大切です。

起床時	朝食時	昼食30分前／昼食時	夕食30分前／夕食時	就寝前
コップ２杯	コップ１杯	コップ１杯／コップ１杯	コップ１杯／コップ１杯	コップ１杯

※コップ１杯は約300cc

心臓疾患、高血圧、腎臓疾患、65歳以上の方は、上記の分量に入る前に塩分濃度は１リットルの水につき、塩は１／４グラムでかまいません。少しずつ慣らして１週間後を目安に１グラムまで増やしてください。

水は室温のもの、冬であれば温めて飲むのも良いでしょう。これにレモンを搾《しぼ》ると飲みやすくなります。

水の品質については、純水、ミネラルウォーター、浄水された水をお勧めします。水の品質の見極めについては水源地、取り扱い業者、口コミ、実際の飲んだ感じなどを参考に、読者の皆さんが良い水と巡り合えることを願っています。

ほとんどの方は、最初、お通じがゆるくなりますがまったく心配ありません。下痢症状が何日も続く場合は、塩の分量を１／４グラムに下げて少しずつ１グラムまで増やしてください。

稀《まれ》に手足がむくんだりしますが、これは経過とともに自然に消えます。肝硬変やがんの抗がん剤治療を受けている方は、塩水療法に理解ある医師とご相談ください。

起床時飲む塩水と、就寝前の塩水は重要です。就寝中に人は水分を失うからです。この失われた水分を補わないと日中に活動するエネルギーをうまくつくることができません。

朝起きたときに感じる倦怠感《けんたいかん》は体の水不足のサインです。就寝中の体に十分な塩水が足りていれば熟睡と気持ちの良い目覚めを得ることができます。

食前に飲む水は細胞において電気エネルギーを生み出し、無駄な食欲を減らします。食事中に飲む水は食物の加水分解をスムーズにし、体内に栄養素が吸収されるのを助けます。忘れていけないことは、**消化機能には塩水が欠かせない**という事実です。

塩水療法は、ほぼすべての健康問題に対して試される必要があり、いたって良好な結果をもたらします。その理由は先にも触れたように、体の最も大切なエネルギー不足とミネラル不足を解消するからです。さらに体に長い間溜まっていた老廃物を体から取り除いてくれます。

ただし、腎障害、心臓疾患、血液循環に問題を抱えていらっしゃる方は、長期間にわたって水を飲んでいなかった状態で1日2～3リットルをいきなり飲みはじめると問題が起きる可能性があります。そのため、1週間かけて、ゆっくりと量を増やしていくことが効果的でしょう。体が新しい変化に慣れるための期間を設けてあげることが大切です。

塩水療法においては、何よりもまず継続性が大切です。水を飲みたいと思ったときだけではなく、決められたリズムで飲む必要があります。

継続的な塩水療法による改善例

・体内のpHバランスの改善
・体の電荷の改善
・循環障害や臓器への好影響
・血圧の安定

・体に溜まった老廃物や重金属の排出
・代謝機能の改善
・老化の遅延

人類はこの世界に出てくるまで、子宮の中で羊水という塩水に浸かって生まれ、子宮から出たあとも死ぬときが来るまで塩水を必要としているのです。塩を単なる調味料として、水を単に喉を潤す液体としてとらえることは決してあってはなりません。毎日、喉が渇いても渇いていなくても、体が必要としている水と塩を摂取しなければならないのです。健康かつバランスのとれた成長のためには、子供たちにも水を飲むことの重要性を教える必要があります。

同時にヒマラヤ産クリスタル岩塩を使って、健康を維持したり、取り戻したりするために塩水療法を始めたならば、お宅にある精製された塩とそれを含むインスタント食品を台所から遠ざけましょう。せっかくの塩水療法の効果を妨げるばかりか、塩分の過剰摂取を招いて悪い結果をもたらすことになるからです。

第12章

塩水を飲む以外にも有効なメソッドがある！

塩水蒸気による治療――喘息《ぜんそく》、呼吸器疾患

特に喘息の方や呼吸器官に問題を抱えておられる方が実践できる方法です。塩水の蒸気を使って、1日に最低1回は10～20分呼吸をすると、とても良い結果が出ます。この方法に使う水の濃度は、最初は1％ほどが適当でしょう。その後、時間が経つにつれて10％まで上げることができます。塩水の蒸気を吸い込んだときに、軽く咳《せ》き込むことがあるかもしれませんが、これは自然なことです。体は咳き込むことで、呼吸器官に溜まった毒素を排出できるのです。抱えている問題の大きさと、体の反応を見ながら1日に何回か繰り返すことも可能です。岩塩は呼吸器系疾患の治療に古くから利用され、各国に、呼吸器疾患の患者を岩塩採

塩水蒸気

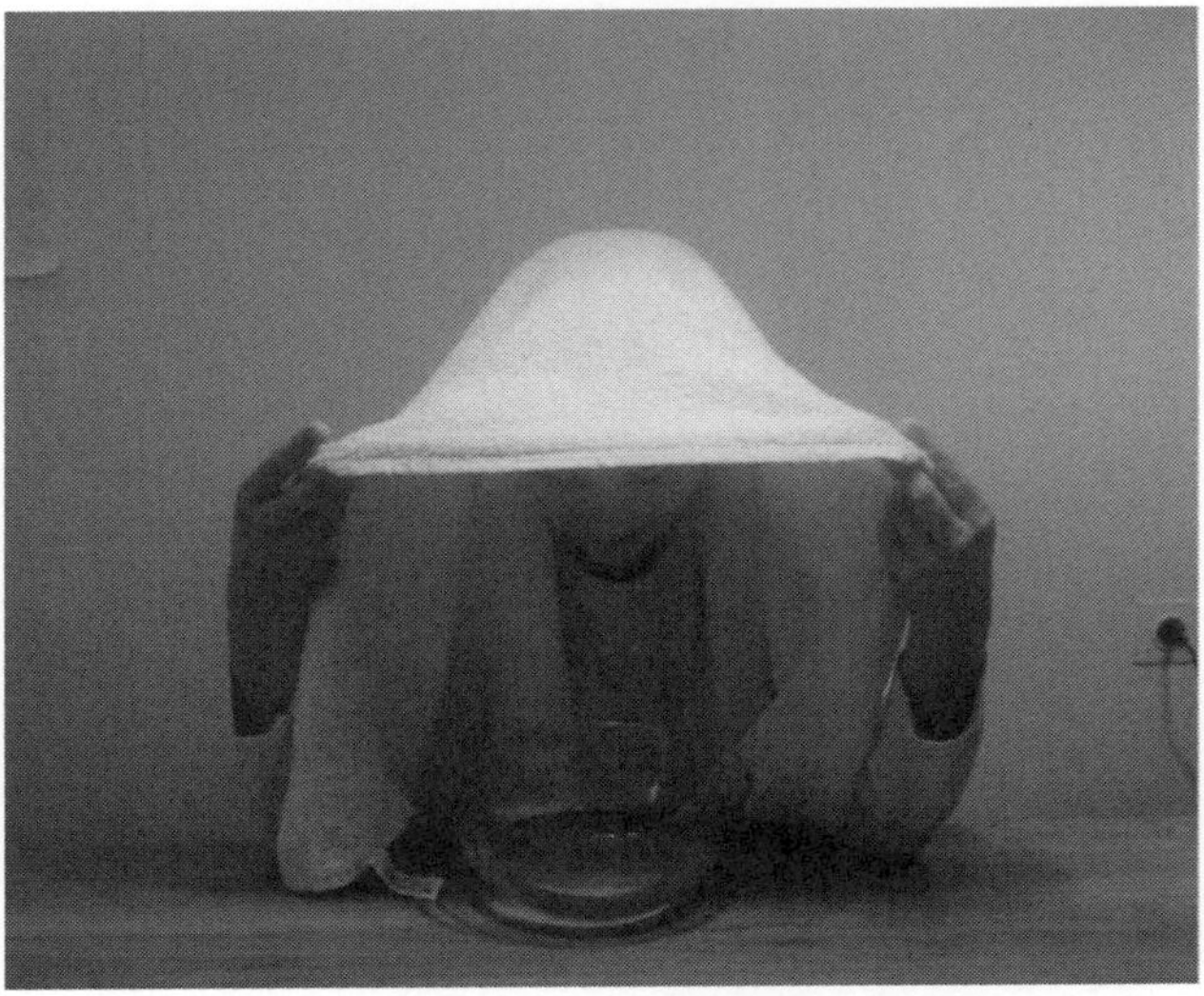

広いお鍋に約１リットルの水を入れます。この水の中に20〜30グラムの塩を入れてください。塩が溶けたら、水を火にかけ、水が沸騰してきたら火を弱めます。頭の上にタオルをかぶせて、塩水の蒸気を10〜20分間吸い込んでください。

揚場に設けた治療施設に滞在させて回復させる療法が実践されています。

塩水洗眼――ドライアイ、花粉症

体内の恒常的な乾燥は、多くの器官の機能に悪影響を及ぼします。これらのうちの一つが目に表れる症状です。私たちの目は、肺と同じように長い間乾燥状態にあると、どんどん過敏になっていきドライアイの症状が出てきます。その後、明るい晴天下で目が見えづらくなったりします。さらに高血圧が加わると、視力の低下が進んでいきます。

特に周りの空気が汚染され春に散布される農薬の影響を受けることで体内の花粉の攻撃性を強めます。もともと体が乾燥している人々において、涙が出たり、痒《かゆ》さを感じたり、くしゃみが出るなどの花粉症の症状が出てきます。ひどい場合には、くしゃみが止まらず呼吸すら苦しくなります。

この塩水洗眼は特にドライアイや晴天での目の見えづらさを感じている人にとっては、非常に効果的です。視力の向上とともに、目をリラックスさせる効果が得られます。

塩分濃度を濃くすると目にしみるかもしれませんが害はなく、慌てる必要はありません。

目が最もリラックスする割合まで、水を加えてください。ほんの少し目を刺激するくらいの濃度が最適です。こうすることによって、塩水から目に向かって浸透が起こります。ただし水は冷たい水でなく、常温かぬるま湯を使うようにしてください。

この塩水洗眼は1日に何度か繰り返し行っても、害も副作用もありません。目を洗うとすぐに見え方の違いと目がリラックスしていることを感じるでしょう。夜、寝る前に歯磨きの習慣と同じように、習慣化することをお勧めします。

塩水洗眼の方法

- 目の問題や視力の低下に対しては、ガラスまたはプラスチック製の小さなコップに塩分濃度1～3％の水溶液を入れてください。この水溶液を使って、1日に何回か写真にあるような形で目を洗ってください。
- 水溶液に浸った状態で1～2分、目を開けたまま左右に動かしてください。
- 海に入る機会があったら、海水の中で目を開いてみてください。目の細胞もほかの細

塩水洗眼

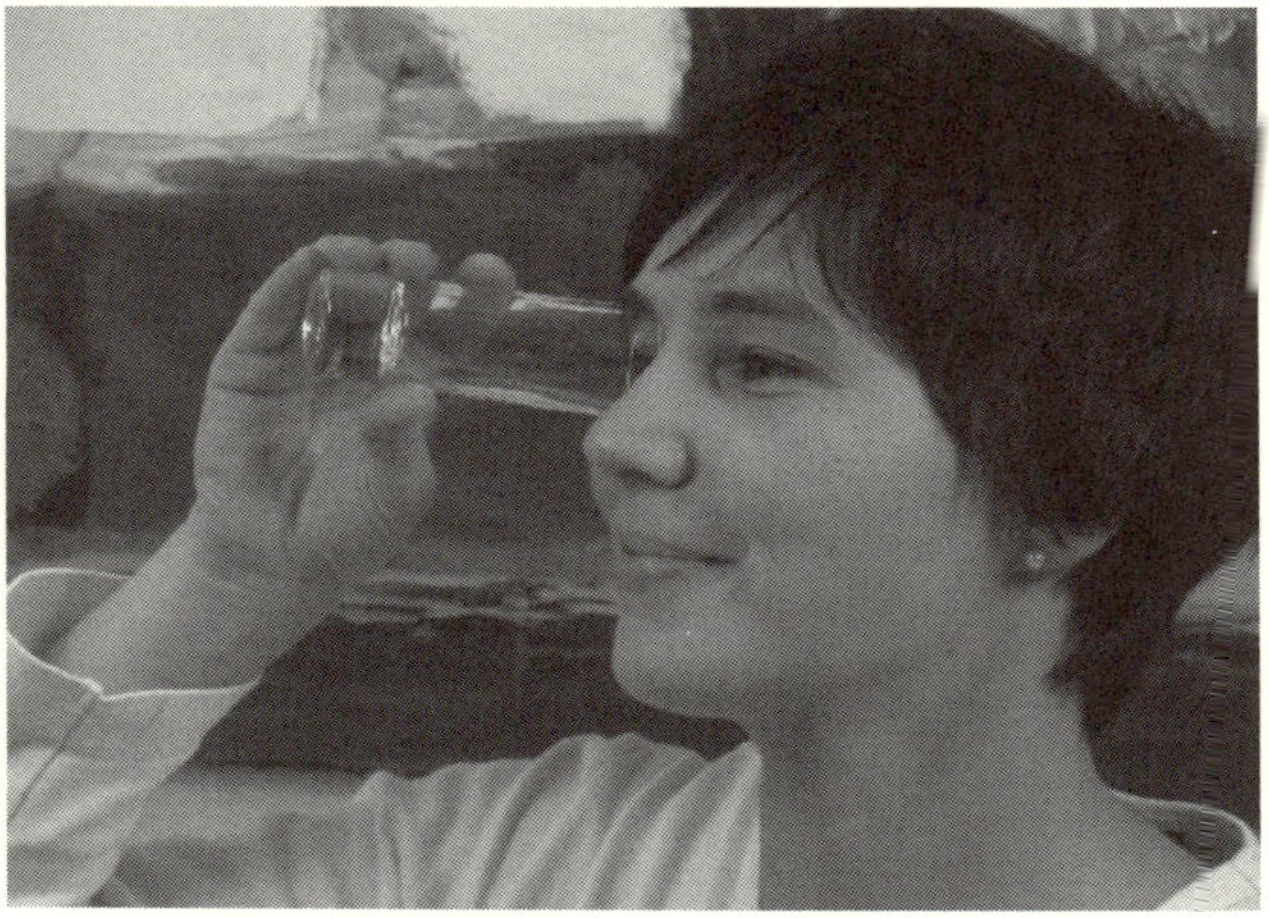

綺麗なミネラルウォーターを使って、１～３％の塩分濃度の水溶液を用意してください。１日に最低３回は写真にあるように洗眼してください。そして、これを最低でも６カ月続けることが大切です。塩水療法とともに行った場合、視力は日々回復していくでしょう。特に一定の年齢を越えると視力はますます低下してきます。視力が低下すると、精神的ないらつきも増加します。眼鏡は本を読みやすくしたりするかもしれませんが、生物学的な問題を解決することはありません。そして一度眼鏡を買うと、毎年その度数を更新していかなければならなくなります。そのため眼鏡を持っていても持っていなくても、塩水を使った洗眼または塩水の点眼液を使うことをお勧めします。目の生物学的な問題を解決し、視力を上げ、さらにリラックスさせます。

塩水洗眼ができない場合には、塩水で点眼液を作ることをお勧めします　厳密な決まりなどはありません。清潔な点眼容器の中に１～３％の塩水を入れてください。１日に最低３回ほど、気がついたときに点眼しまばたきをしながら、塩水を目の中に広げてください。
点眼液は、例えば旅行移動中などで洗眼ができない場合に常に携帯することのできる方法です。

胞と同じように浸透によってエネルギーやミネラルを得ます。
・鼻炎には、同じように1％程度の水溶液を使って鼻を洗うことをお勧めします。
・綺麗に洗った点眼容器の中に、洗眼に使うものと同じ水溶液を入れてください。この点眼液は目にも鼻にもお使いいただけます。
・飲む塩水療法と一緒にやることで、見えづらさが改善されます。

塩水で口と歯の健康を守る

塩水を使って口をゆすぐことで、口内と歯の健康を保つことができます。この場合の塩分濃度は飽和水溶液と同じ26％ほどがいいでしょう。歯石の形成を妨げ、すでに蓄積してしまった歯石を分解する効果もあります。特に化学療法を受けていたり、甲状腺がんの放射線治療を受けていたりする方々には口内健康のために塩水を使うことが非常に効果的です。がんの放射線治療を行っている人は、歯磨き粉で歯を磨くことは適当ではありません。ヒマラヤ岩塩は、口内を清潔に保つとともに、放射線治療で殺された細胞の代わりに生まれる新しい細胞の形成を助け唾液腺《だえきせん》の破壊を防ぐのです。

ソルトバス――浸透圧でデトックス

世界のほとんどの地域において、人々はバカンスを満喫するために海へ行きます。これには理由があるのです。その仕組みは知られていなくても、海の包容力と治癒力は誰もが感じていることでしょう。人は海に入ると、生まれたばかりかのように元気になり体が軽くなるのを感じます。ではなぜこのように感じるのでしょう？　海はその力をどこから得ているのでしょう？

前にも述べたように、海水は1～4％の塩の水溶液であるといえます。人間の体内の液体、特に細胞液の塩分濃度は海水と同じです。体におけるエネルギー生産から細胞の修復までの一連の生命活動で生じるエネルギーやミネラルの不足が、海水によって補われます。海に入ると浸透圧によって体と海水の間でスポンジのような物質交換が起こります。浸透によって体内のミネラル不足が補完される一方、体内の老廃物は外に排出されるのです。

ここでご紹介するソルトバスでは、まさに海での現象と同じことが起こるのです。特に冬季や海から遠い地域においては、ソルトバスは有効な治療法です。むしろ現代では環境汚染によって海が汚染されているので、家で準備するクリスタル岩塩のソルトバスは最も清潔で効果のあるものかもしれません。クリスタル岩塩がない場合には岩塩を使ってください。

ソルトバスは皮膚の病気に特に効果的です。さらにさまざまながん治療に対しても役立つ入浴法です。風邪をひいた場合にも熱を下げ、血液循環の問題がある場合は心拍数を一定にする効果があります。

塩の水溶液は、一種のエネルギータンクであるため、健康上の問題を抱える人だけでなく、多くの人に実践していただけます。多くの国では岩塩鉱山は喘息や呼吸器官に障害を抱える人々の療養所として使われる一方、その近くでは鉱山で取れた塩を使ったプールなどが造られています。

ソルトバスの準備

ソルトバスは最低でも塩分濃度1％以上の水溶液である必要があります。これはつまり100リットルの水に1キロのクリスタル岩塩または岩塩を入れるということです。使う塩を布袋の中に入れ、浴槽に入れてください。お湯の温度が高ければ高いほど、血液循環に大きく影響を及ぼします。そのためお風呂に入る際、心配な人は誰かに付き添ってもらうといいでしょう。なぜならばお風呂から上がるときには血液循環が速くなるので、少しめまいや胃のもたれを感じることがあるかもしれないからです。こうした理由からお風呂から上がる前に、可能であれば冷たいシャワーを浴びてから、もう一度湯船に入るという流れを何度か繰り返すことをお勧めします。こうすることによって血液循環が安定するのです。またお風呂から出る前に深呼吸をすることも重要です。お風呂からも急に外に出るのではなく、ゆっくりと出るようにしましょう。こうすることでめまいや胃のもたれを防ぐことができます。

ソルトバスには最低でも15分間浸かっている必要があります。お湯から出たあとにシャワーを浴びたり、体を強く拭いたりすることは避けてください。タオルを体に優しく押し当てるようにしながら水分を取るようにしましょう。お風呂から出たあとは30分ほど横になって休むことをお勧めします。

ソルトバスはさまざまな健康問題を解決すると同時に、血液循環を調整します。血液の循環や心臓に問題がある場合は、できる限り塩の量を少量からだんだんと増やしていく必要があります。体と血液の循環が正常な状態に戻るまで、心拍数の変化が見られるかもしれません。血液循環に問題を抱えている方は、何週間か飲む塩水療法をしたあとに、ソルトバスを実践することで効果が実感できます。なぜならば飲む塩水療法は、個人差はありますが約4週間で体内の血液循環と血圧を正常値に戻すからです。血液循環が正常になったあとに行うソルトバスにはなんの問題もありません。しかし心配な方はソルトバスに入る場合に、家に誰かしらがいる状態で入るようにしましょう。

体に塗るための塩水――ニキビや傷口に

さまざまな皮膚の病気や、肌荒れに対して、さらには思春期のニキビに対しても塩水を患部に塗って使ってください。切り傷や虫さされ、さらに打撲についても非常に効果的です。肌に塗る塩水の濃度は、ご自分の体に合わせて調整していただいて結構です。特に傷口が開いている場合には、薄い塩水を塗るようにしてください。濃度が濃いほど、しみます。

ニキビや皮膚真菌症などには塩の飽和水溶液を使ってください。塩水が顔で乾燥すると、慣れない感覚が発生しますが、洗ってしまうことは正しくありません。そのため、寝る前に塗ることをお勧めします。

塩水ワイシャツ――解熱効果

綿でできたワイシャツを塩水に浸してから肌の上に着ます。その上に乾いたシャツまたはセーターを着て30分ほど横になって休んでください。この際の水溶液の濃度は最低3％ほどです。塩水ワイシャツは風邪をひいた際、熱を冷ますために使うことのできる方法です。特に大人においては熱を下げる効果が非常に大きく見られます。妊娠している方が発熱した場合、薬を飲んで熱を下げることが危険なため、この塩水ワイシャツは非常に有効的な方法です。赤ちゃんや乳幼児の熱を下げるためにはワイシャツの代わりに、綿の布巾《ふきん》を塩水で濡《ぬ》らし、額や膝《ひざ》の内側、脇の下に当てることで、解熱効果が得られます。

塩水ワイシャツの準備

・水1リットルに対して、最低30グラムのクリスタル岩塩を入れます。
・清潔な綿製のワイシャツを、水溶液に浸します。

・水を絞ったあと肌の上から直接着ます。
・ワイシャツの上から、もう1枚バスローブなどを羽織ります。
・30分ほど経つと、汗をかきはじめるでしょう。
・十分に汗をかいたならば、シャワーを浴びたあとに、もう一度寝ていただいても結構です。
・こうして熱を下げる一方、体が早く回復するよう助けます。
・発汗作用によって、最も自然な形で体内の老廃物を排出することができます。
・これと同時に薬を飲む必要はありません、むしろ避けてください。レモンを絞ったハーブティーは効果的です。
・発汗によって多くの水分を失うので、水をたくさん飲むようにしてください。

塩水靴下、リストバンド、包帯、塩まくら——手足の痛み、痛風

塩水に浸した靴下、リストバンド、包帯は、足首や膝、お尻、手首で発生する痛みに対して効果的な方法です。腕や足の痛み、特に結晶化した尿酸が関節で引き起こす痛風などに対

して効果的があります。さらに患部を濃度の高い塩水でマッサージすることもお勧めします。

塩水は温かいものを使うようにしましょう。

まずぬるま湯に10％ほどの塩を溶かしてつくった水溶液を使って、患部をマッサージしてください。あとから紹介する方法で準備した靴下かリストバンドあるいは包帯を装着し、乾いたタオルで巻いた状態で、寝てください。痛みをなくし、体を健康な状態に戻してくれます。この方法を実践する際にも、飲む塩水療法を欠かさずに行ってください。

準備

・水1リットルに対して30～100グラムのクリスタル岩塩を入れます。
・清潔な綿製の靴下または布、包帯を水溶液に浸し、絞ります。
・リストバンドは、古くなったセーターの腕の部分や、それに似たものを切って使うことができます。重要なことは、清潔かつ綿でできていることです。
・よく絞ったら痛みを感じる患部の上から履くか、巻き付けます。
・その上から乾いたタオルを巻きつけ、そのまま寝てください。日中に実践する場合は、

30分は横になって休む必要があります。

・冬に実践し、巻きつけたまま外に出なければならない場合は上から乾いたタオルをよく巻きつけ、寒くならないようにしてください。忘れてはならないことは、濡れた布は通常よりも早く寒さを感じさせるということです。そのため夜、寝る前に実践することをお勧めします。

・痛みがなくなったからといって、すぐにやめないでください。それは回復のサインではありますが、完全に良くなったとは言えません。そのため痛みがなくなってから何週間かは続ける必要があります。

塩まくらは特に寒い冬に役立ちます。耳の痛み、筋肉の痛みなどに効果的であり、ほとんどの関節痛や筋肉痛に対して効きめがあります。特に冬の間、湯たんぽの代わりに使ってください。

塩水靴下

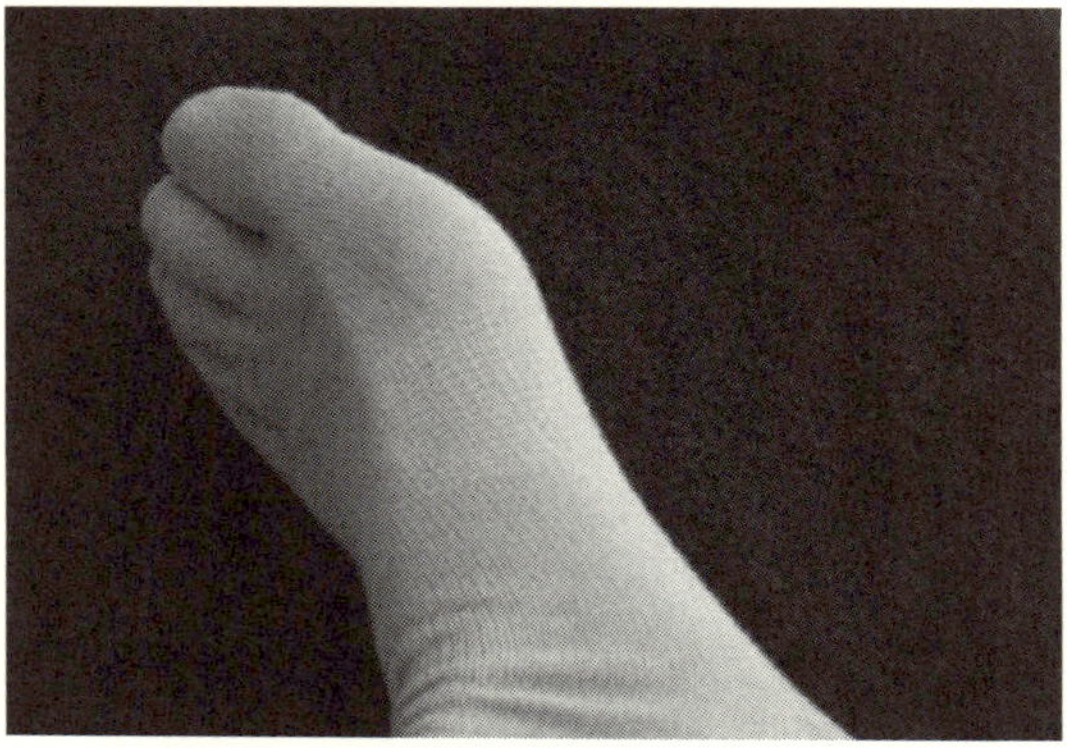

1、塩分濃度10%以下の塩水を用意します。
2、綿の布をこの水に浸し、よく絞ります。
3、就寝前に腕や足の患部に巻き付けます。

塩まくら

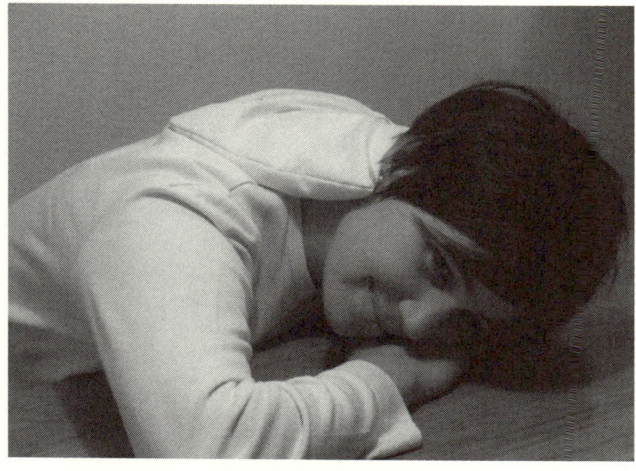

60～70℃のオーブンで塩まくらを温め、患部に当てます。電子レンジでは絶対に温めないでください。

準備

・柔らかい布を使って小さめの枕カバーを作ります。
・その中に1キロの粉末状クリスタル岩塩、または2～5ミリほどの大きさのクリスタル岩塩を詰めます。
・それを60～70℃のオーブンに入れて温め、痛みを感じる所に当てます。
・関節や胸部の痛み、腹痛などに対して効果的です。

クリスタル岩塩を使った肌の手入れ――乾燥肌

オリーブ、マカダミア、ホホバ、ココナッツやゴマのオイルと細かいクリスタル岩塩を混ぜることによって、肌を手入れするオイルを作ることができます。この塩とオイルを混ぜたものを体に塗ると、体内の毒素を排出する助けとなります。さらにオイルは肌の乾燥を防ぎ、柔かくハリのある肌にします。

準備

・100ccのオイルに対して50グラムの細かいパウダー状のクリスタル岩塩を混ぜます。
・こうしてできたオイルは体中に塗ることができます。
・全身に塗ったら、バスタオルで体を包んで布団に入って30分ほど休んでください
・この間、体が少し暖かくなります。これは細胞が働きはじめた証拠です。
・30分以上休んだら、体を洗ってください。

岩塩のランプ――マイナスイオンで室内を電気的に中和

私たちが使用している多くの家電製品は周囲に自然にはない非常に高い周波数の電気を放散します。私たちの家はパソコンやテレビのような電子機器が放散したプラス電荷のイオンで埋め尽くされているのです。特に長時間にわたるパソコン作業やテレビ鑑賞が原因で、ストレスが溜まったり、睡眠不足になったりします。また高周波の電気は体内の攻撃性を持っ

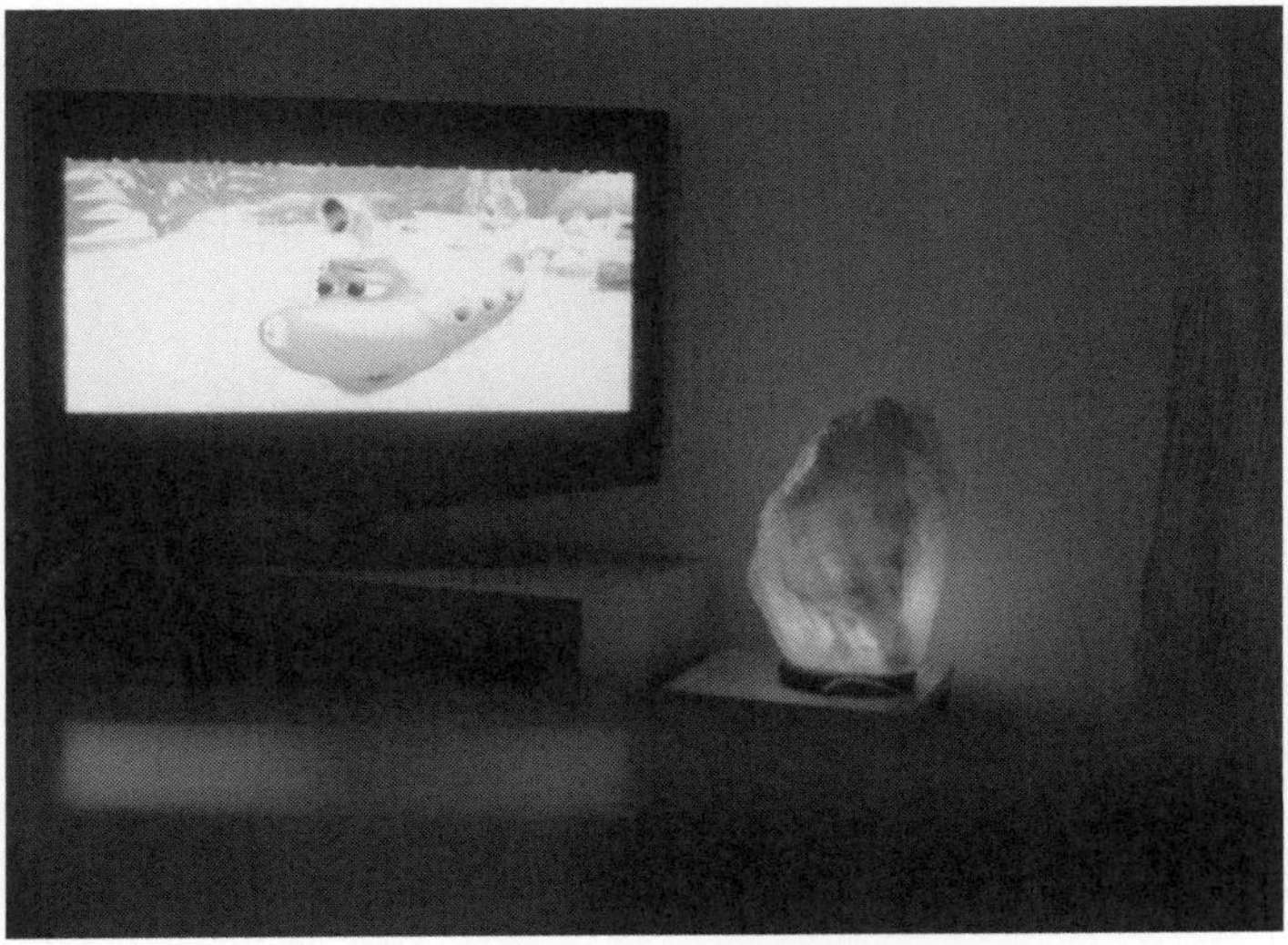

書斎でパソコンの横に岩塩のランプを置くと、幻想的な空間を生み出すと同時に、部屋のプラスイオンを減らします。こうして頭痛や、ストレス、睡眠不足から解放されるのです。

た《(?)》ある種の物質を自由にします。活発になったこれらの攻撃的な物質は細胞の遺伝子を攻撃し、破壊します。そして、これがかんの原因となるのです。周囲に放散された高周波の電気の影響を、子供たちはより敏感に受けています。

岩塩の中の電気が灯《とも》った状態では、塩が少しだけ温まり室内の湿気を吸収します。こうして、岩塩の表面がしっとりとし、周囲にマイナスのイオンを放散します。マイナスイオンはプラスイオンと結合し、周囲を中和状態にします。

生命とはエネルギーであり、エネルギー不足とは水不足、塩不足のこと！

病気が体のどの部位で、どのような症状を見せようと、これらはすべて体内で何かが不足していることのサインです。私たちは今、すべての生命活動にはエネルギーが必要なことを知っています。考えることから歩くことまで、すべてはエネルギーがあってこそ可能となるのです。体の修復機能も、まずはエネルギー、そして次にミネラルとタンパク質を必要とします。

前にも述べたように、生きているすべての細胞はバイオフォトンと呼ばれるエネルギーを発散します。そして細胞が死ぬとき、このエネルギーも消えてしまいます。とすれば、がん、高血圧、喘息《ぜんそく》、偏頭痛のようなすべての病気について別々の議論をするよりも、体のエネルギー不足を議論することの方が正しいのだと思います。このような見方をすることで、生命や健康を理解し、解決策を見つけることができるのです。そうでなければ病院に通い詰めになりながら、ポケットに大量の薬を入れて、毎日を過ごさなければならなくなります。**生命とはエネルギーであり、病気とはエネルギーの欠如です。そしてエネルギー不足とは、つまり水不足と塩不足なのです。**

今、ご自身に何年間水を十分に摂取していないのか、そして体に表れている健康の問題がその時期といかに並列しているかを問いかけてみてください。意識的に水を飲む努力をしなかったこと、つまりは水不足（＝エネルギー不足）と病気との間には、明らかな並列関係があるのです！　これは、自分自身に問いかけることで、何よりも確かに証明することができます。摂取された水は体内でエネルギーを生産するだけではなく、細胞に何年間も溜まっていた毒のある老廃物を外に排出します。これらを排出することができないと、細胞内で過剰な酸化が起こります。そしてこの酸化こそが、体における痛みや病気の原因なのです。

体からのサインも痛みもなく、がんが発病する人もいます。「私の体には、なんの問題もなかったんだ！　急に何が起こったんだ！　なぜ私ががんにかかったのだ！」と奈落《ならく》の底に突き落とされるような気持ちになるかもしれません。何年間も脳は体の乾燥に対して、対策を講じます。しかし10年も乾燥が続くと、脳にもできることがなくなります。それぞれの器官の警告は異なり痛みのメカニズムが発達している器官もあれば、痛みを発しない器官もあるのです。そのため、体が発するサインを痛みだけだと思い込まないようにしましょう。

次のように考える人がいるかもしれません。「生物は進化の過程でさまざまな問題を乗り越えてきたのだ。わずかな水だけで生きる方法も見つけるのではないか？」と。もしかすると、この期待は正しいかもしれません。いつの日か、人類は水を飲まずに生き延びる方法を見つけるかもしれません。しかし、それはいつのことでしょう？　生物の誕生は水と塩の助けを得ているため、水と塩がこの世界に存在し続ける限り、生物がそのような方法を見つけなければならない理由はないのです。

私たちは水を目の前にしながらも、自らを乾燥へと追い込んだ信じられない時代に生きているのです。特に社会の発展は、水道の蛇口に見えない封をして、自動販売機やコンビニエンスストアから加工飲料を買うように仕向けました。蛇口の前に立って乾燥が進むままにし、すべてを体が解決するよう期待すれば、寿命が短くなるのも当然です。

どのような健康問題が発生しても、生活習慣を改善し、まずは高品質な水と塩を最も自然な方法で摂取すれば、奇跡的な経過をたどってだんだん健康が戻ってくることを実感するでしょう。これは医学がしているように、病気のサインを制圧しているわけではなく、体自身が持つ修復能力を機能させる本当の治癒です。この回復を奇跡と呼ぶことは適当ではありません。奇跡というのは、存在しないものから何かを生み出したり、不可能なことを可能にしたりすることです。しかし、十分な量の水と塩を摂取しているのにもかかわらず、病気にかかるということが起これば、これこそ悪い意味での奇跡なのです。生命は水と塩によって成り立っているため、一度崩れた健康を水と塩によって取り戻すことは至極当然な結果なのです。動物たちのオアシスである湖や川が枯渇してしまうと彼らはその土地を去り、新しい居住地を探す旅に出るということは、皆さんご存じでしょう。私たちも本当のオアシスを再発見する必要があるのです。生物に陸上での生活を可能にさせている塩と水はさまざまな健康の問題を治療するために使うことができます。**塩と水が効果を発揮できない病気は、ほぼないと言えるでしょう。**ただし水と塩を正しいタイミングで、品質の良いものを、適当な量だけ摂取する必要があります。確かな効果を実感し、求めている結果に到達したいのであれば、塩水療法を欠かさずに続けることが必要です。注意しなければならないのは水と塩の分量だけでなく、その品質とタイミングです。

こうして今までに、さまざまな健康問題に対して効果的なクリスタル岩塩または塩水の使用法が発達しました。ここで紹介した使用法は、厳密な法則を決めるよりも、考え方を理解していただいた上で柔軟にご自身に合った使用法を考えていただくことができます。多くは肌の手入れに使われる方法です。

肌は、人の健康と精神状態を映す鏡です。人の皮膚は体内の物質交換の際に出てくる老廃物の体外への排出を助ける最も重要な器官です。肌の健康と、体の健康は正比例の関係にあります。その証拠に病気のほとんどは、肌荒れやアレルギーなどとともに発症するのです。化粧品産業は、このような人の健康の一面を忘れてしまいました。今日使われている化粧クリームのほとんどは、肌のpHバランスを崩し、体の酸性化をもたらします。そのため特に女性には危険が及んでいるのです。

女性の読者の皆さんに一つ秘密を打ち明けましょう。今まででクリスタル岩塩ほど肌の健康と美しさを叶《かな》え、維持するものはないでしょう。早速、顔を1~3%の濃度の塩水で洗ってください。そして就寝前には、高濃度（26%の飽和水溶液でも可）の塩水を塗ってください。最初は、少ししみるかもしれません。2回目以降は、そのような感覚もなくなります。この塩水は肌を生き返らせます。塩は肌において殺菌効果を発揮し、もう一方でシワを防ぎます。この仕組みが、乾燥した皮膚細胞にもう一度潤いを与えるのです。こうして皮膚の老化を防ぎ、免疫機能も向上させます。さらに皮膚の新陳代謝も助け、一石三鳥です。

どのような方法にせよ、クリスタル岩塩を摂取した際に体にとって多過ぎると判断した場合は、体がこの新しい変化に慣れるまで、濃度を薄くする必要があります。塩水の濃度を測る最良の装置は、ご自身の体です。私たちは海に行くときも、海水の濃度を測ったりはしません。傷口があるときは少ししみます。しみるのを我慢してまで、海に入っていようとする人は少ないでしょう。例えば完全に閉じていない傷口に、高濃度の塩水を塗れば耐えられないほど、しみるでしょう。しかし水で流せば、すぐに消えます。過ちを犯すことを恐れないでください。体自身が過ちからあなたを守ってくれます。水と塩は生命を生き生きとさせる二つの物質です。これらをどのように使っても、自然かつ清潔であれば副作用は一切起こりません。薬を飲むときに恐れている副作用を、ここでは考えなくていいのです。

妊娠中の女性にとって頭痛や胃のもたれは、大きな問題です。薬を飲むリスクは高く飲まなければ痛みは耐えられないほどになります。**妊娠中に生じる頭痛と胃のもたれの原因は赤ちゃんが必要としている水、エネルギー、ミネラルの需要によって起こります。**赤ちゃんはお母さんの子宮の中で、約1％の塩水に囲まれて成長します。この液体は出産が近づくと2〜3日に一度入れ替わります。赤ちゃん自身も毎日何億もの新しい細胞を作りながら大きくたっていると、赤ちゃんは母体から吸収して手に入れます。この成長に必要な水と塩をお母さんが摂取していないと、赤ちゃんは母体から吸収して手に入れます。妊娠中の頭痛と胃のもたれの原因は、これなのです。適量の水と少量のクリスタル岩塩を摂取すれば、これらの問題は解決されます。最善策は妊娠中に塩水療法を実践することです。無駄なエネルギーやお金を使う必要はありません。寝る際にも、塩まくらを60～70℃のオーブンで温めて頭の下に置き、十分に休んでください。

これから紹介するいくつかの塩の使い方が、皆さんの役に立つことを確信しています。これらは最もよく知られている方法の一部です。仕組みを理解すれば、あとはご自身に合った方法を見つけだすことができます。

第13章

皮膚などのトラブルにはこの塩水療法が喜びをもたらす!

皮膚病に対するクリスタル岩塩の活用法

皮膚病は三つの分類で考察することができます。

第一グループ:体の恒常的な水不足の影響を受けて、皮膚細胞も他の細胞と同じように乾燥します。乾燥した細胞は、外部からのさまざまな警告に過敏に反応するようになります。**アレルギーや湿疹《しっしん》の最大の原因は皮膚の極度の乾燥です。**喘息《ぜんそく》と皮膚におけるアレルギーや湿疹のメカニズムは同じであり、ほとんどの場合、同じ人に同時に発症します。

第二グループ：例えば乾癬《かんせん》（紅斑《こうはん》の上に白色の染《し》みのようなものが生じる慢性皮膚病）のように、水不足が原因で体の免疫機能に異常が出ることにより発症します。新陳代謝によって発生する老廃物が、水不足が原因で排出されないと、皮膚から外へ出そうとします。あとで詳細に説明するように、免疫機能での問題が皮膚の問題であるかのように表に出るのです。私たちが水不足を解消しないで、ただ乾癬を治すためにもがいたならば、この病気を克服することは不可能です。

第三グループ：これもまた体内の水不足によって発症します。このグループの病気に関しては、原因が体内ではなく体外にあるのです。恒常的な水不足により体の免疫機能が低下すると、外部からのウイルスや細菌の攻撃に対して反撃することができなくなります。これをよいことにウイルスや細菌は皮膚に住み着き、皮膚病の原因となります。また自由になったウイルスと細菌は皮膚だけでなく体のさまざまな部位で問題を起こします。私たちは、ウイルスや細菌に侵されやすい人のことを「あの人は体が弱い」などと言います。しかし実際には、体自体が弱いのではなく自己防衛機能が破壊されているのです。

皮膚の問題は、大小に関係なく体内のバランスが正常でないことの表れであります。そのため、皮膚の問題の解決だけに専念することは間違っています。部分的な治療によって体の自己防衛機能を制御し薬の効果でサインが消えると、医学はこれを成功と呼んで喜びます。しかし実際には問題が別の場所へ移動しただけなのです。

今、私たちは皮膚の問題を解決する際に、患部にクリームを塗るだけでなく、体の全体像をとらえて、解決法を探さなければなりません。なぜならば**皮膚は体内の鏡**なのです。肌が荒れている人の最大の問題は体内にあります。

皮膚の病気の治療を行う際、まずは体に正常なバランスを取り戻してあげることが必要です。病気が表に出している症状を外から治療しつつ、体の中の問題を正常な状態に戻さなければならないのです。内部からの治療は塩水療法を実践することによって、バランスを安定させることができます。ほぼすべての病気に対して、長年にわたって乾いていた体の自己防衛機能を復活させ、循環と排出機能を正常に動かすために塩水療法が有効です。

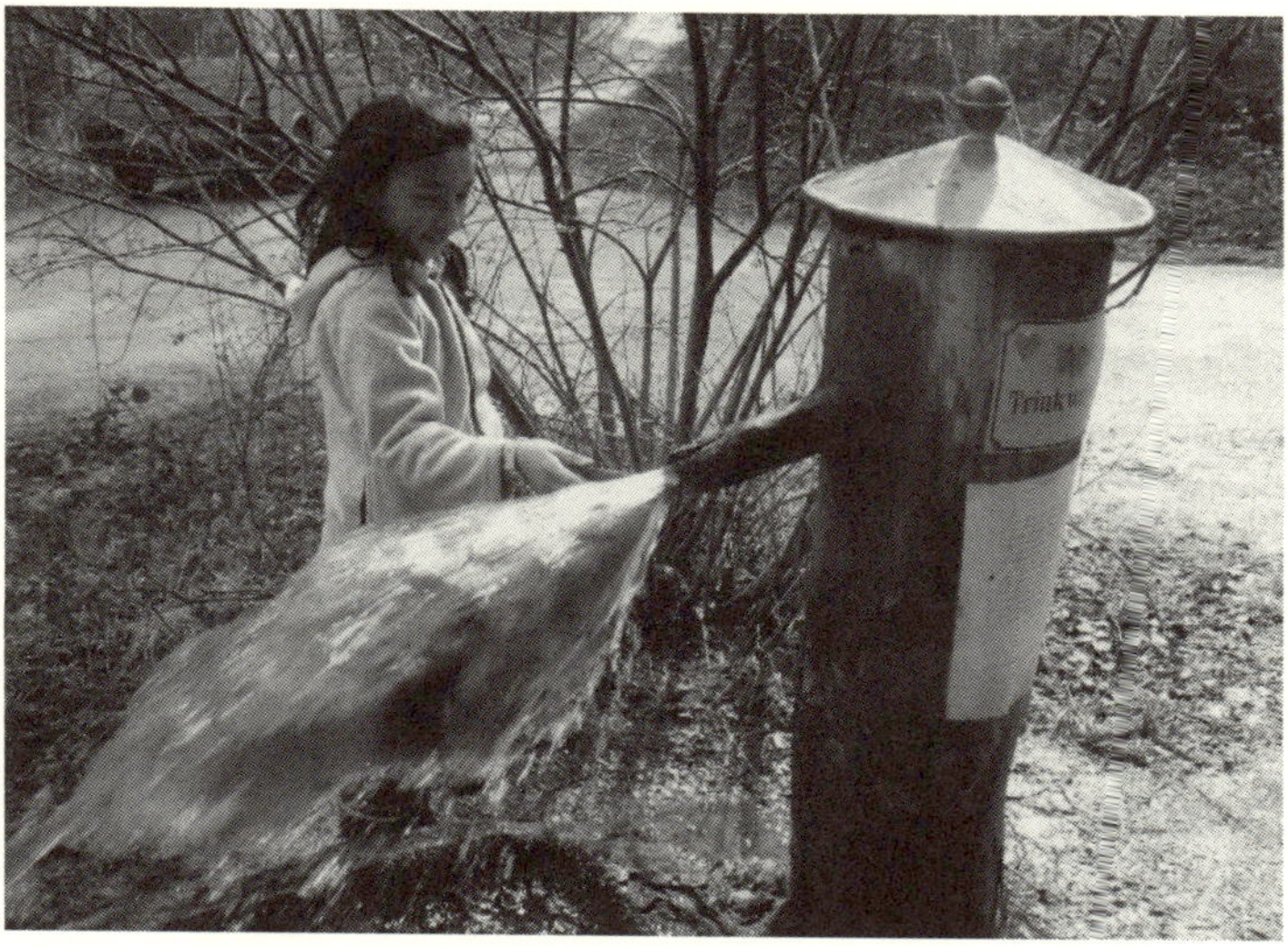

人間の社会は常に水のある所で成立しました。

吹き出物

吹き出物は一般的に13～15歳の若者において、思春期の訪れとともに顔、胸部、そして背中などにできます。思春期には、皮脂腺《ひしせん》が皮脂の分泌を増やします。こうして分泌された余分な皮脂は、体から排出されない限り皮脂線の詰まりや炎症を引き起こすのです。次に挙げるいくつかの要因はニキビをさらに悪化させます。

・吹き出物をつぶす
・月経
・脂っこい食べ物や肌に塗るオイル
・ストレス
・一部の薬や化学物質

症状を改善し、吹き出物をなくすためには肌を清潔に保つことが必要であるとともに、体内に十分な量の水と塩を摂取することが大切です。こうすることで、体の余分な皮脂の分泌を抑えることができるのです。通常、体が十分な水分を摂取していれば、毒素は腸を通って排出されます。腸が排出できなかった分に、皮膚から排出されなければいけなくなり、それが皮脂腺の詰まりの原因となるのです。これに対して処方される薬は、問題を解決するどころか悪化させます。問題は吹き出物自体ではなく、その原因なのです。原因を解決する必要があるのにもかかわらず、薬は吹き出物をなくすことだけを課題としています。問題の根源を解決するためには、体に水と塩を十分に与えてあげることが必要なのです。

湿疹

湿疹とは、かゆみや疼《うず》き、頻繁に発症する炎症を指す言葉です。ほとんどの場合は、かゆみとして表れます。皮膚の腫《は》れ、膿《うみ》、かゆみ、疼き、また水疱《すいほう》ができるなどの症状がありま す。さらに悪化し、湿疹が恒常的になると皮膚は乾燥しはじめ、厚くなります。ヒビ割れやかさぶたの形成にまで発展します。

湿疹の理由は二つに分けて考えられます。一つ目は体内の機能に異常が発生したことによる湿疹です。この器官が原因で発症する湿疹は神経性皮膚炎と呼ばれます。これについても後ほど詳しく説明します。二つ目として肌荒れの原因となる外的要因は以下にある通りです。

・一部の薬
・化粧品
・洗濯洗剤や食器用洗剤など
・衣類
・金属アクセサリー
・一部の植物や花粉

外的要因によって発症する湿疹を治癒するためには、まずアレルギーの原因となっている物質を特定し、できる限りこの物質から遠ざかることが必要です。ただし体の乾燥を止めない限り、原因物質が何であろうと、どのような対策をしようと解決は不可能です。吹き出物、湿疹、そしてそのほかすべての肌の問題に対する根本的な治療法である、塩水療法を神経性皮膚炎の説明とともに紹介していきます。

神経性皮膚炎――〝体質〟とは現代医学が逃げ道で使う言葉

神経性皮膚炎は、皮膚の炎症の一つです。皮膚の乾燥やかゆみ、ただれなどの症状が見られます。皮膚上に赤い斑点ができ、さらにぶつぶつとしたできものが見られたり、かさぶたができたりするなどして次第に皮膚が厚くなります。これらの症状は恒常的に見られる場合と、間隔をおいて繰り返される場合があります。

一般的に乳児においては、最初に頬が赤くなり、後に症状が頭、首、背中へと拡がっていきます。さらに乳児を含む子供の体では、首の後ろ、手首、膝の裏側や足の甲に頻繁に見られます。これらの部位に加えて大人の体では、腰や顔で発症する傾向があります。

医学は原因を解明できておらず、体質によるものだとしています。さらに牛乳や乳製品、冷暖房、心身の悩みが原因になるとも考えられています。乳児においては、特に母乳から、牛乳や牛乳を使って作られている食事に切り替えたときに発症します。さらに母乳を与えている時期にも、母親が牛乳を飲んでいるだけで症状が出る可能性もあります。

今日、私たちが食べている食べ物の多くは化学物質を大量に含んでいます。野菜や果実の成長を助けるために化学肥料や農薬が使われ、長持ちさせるためにさらに薬剤が塗られているのです。こうすることによってのみ、アフリカや南米など世界各地から私たちの食卓まで食べ物が届けられるのです。ほとんどの場合、このような化学物質を摂取することが不可避であるためにアレルギーが発症すると考えられています。

日々、**患者数が増えているアレルギー性皮膚炎の原因を体質であると決めつけることは、おかしなことです。なぜならば、一世代というのは体質変換が起こるためには、あまりにも短い時間であるからです。体質というのは医学がよく頼る逃げ道**です。原因不明のほとんどの病気は、医学に言わせてみれば体質となってしまいます。

また過度の牛乳や乳製品の摂取は控えるようにしましょう。もしも乳児に、アレルギー症状が見られたら、インスタントのベビーフードは食べさせないようにしてください。その代わりに果物や野菜を使った料理を上げた方が健康的です。また、できる限りミネラルウォーターを飲ませるようにしてください。砂糖水や市販のジュースは飲ませないようにしましょう。ジュースを飲ませたい場合には、ご自宅で絞った生絞りのジュースにすることをお勧めします。ただし果物の皮にはほとんどの場合、薬剤が塗布されているため、絞ったり食べたりする場合には皮をむく必要があります。もちろん果物の皮も、人体にとって非常に大切で、必要です。しかし、これだけ化学物質にあふれたこの世界で体はもうこれ以上耐えることができません。アレルギーをはじめとする現代特有の病気の数々は、この化学汚染によるものなのです。

塩水療法を実践すると、体にさまざまな生物学的変化が見られます。これらを恐れる必要はありません。特に大腸に長いこと溜まっていた有害物質は尿排出によってのみ、体外に出されます。むしろ尿排出は、体が本来のバランスを取り戻しはじめているサインなのです。時には腎臓に違和感も覚えることがあるかもしれませんが、これは自然のことです。体が本来のバランスを取り戻せば、これらも自然となくなります。

神経皮膚炎と湿疹に対する塩水の活用法

・飲む塩水療法を実践しましょう。乳児においては、小さじ1杯の塩水の代わりに、ほんの数滴で十分です。
・かゆみを抑え、さらに予防するためにはソルトバスに入りましょう。ソルトバスの濃度は肌の状態によって調整してください。開いている傷口がある場合には、しみないようにするため、塩分濃度1～3%ほどに調整します。（100リットルのお湯にクリスタル岩塩1～3キロ）この濃度は体液と等しいため、しみることはありません。そのような傷口がない場合には8%まで濃くすることができます。

・他の器官と同じように、肌も塩水を必要としています。塩水は、かゆみを抑える上、リラックスさせます。さらに皮膚細胞の代謝も助けるのです。

・神経皮膚炎の度合いによって、恒常的な場合は週に二度浸かることをお勧めしますが、皮膚に改善が見られたら週一度のソルトバスで十分です。

・1日に一度、湿疹や神経皮膚炎の患部に塩水を塗りましょう。この場合も濃度は患部の状態次第ですが、開いている傷口がない場合には26%の飽和水溶液を使っていただくことができます。ただし、この濃度は赤ちゃんや子供の皮膚には、ふさわしくありません。赤ちゃんや子供には3%ほどの塩水で十分です。

・最初のうちは、患部が悪化したように見えるかもしれませんが、怖がらずにソルトバスと飲む塩水療法を続けてください。

・治療を成功させるためには、食事の際にも精製された塩を使わないようにしてください。

・ソルトバスは血液循環に影響を及ぼすため、そばに誰かがいることが理想的です。例えば風邪や体の冷えの治療のためにソルトバスを実践した場合、お風呂から上がったあとにめまいが起こる可能性があります。

乾癬《かんせん》

免疫機能の異常によって乾癬は皮膚に発症します。医学は乾癬の理由を遺伝子疾患、特に消化機能の異常と関連付けますが、実際は消化によって排出されなかった有害物質が皮膚を通して外に出されようとする際に発症するのです。

細胞呼吸の結果として出る毒素は、体外に排出されなければなりません。しかし皆さんもご存じの通り、これは体内に十分な水が摂取されたときのみ、可能となります。恒常的な水分不足の状況にさらされている体は、生命を存続するために他の方法を探します。この方法のうちの一つが、これらの毒素を皮膚から排出することなのです。

多くの人が次のような経験を、お持ちだと思います。体のある部分に小さなトゲが刺さったとき、私たちが気づいて抜かなければ、体はトゲの周りの細胞を死滅させることで異物を体から隔離します。そして下から新しい細胞の層を形成し、異物を体外に押し出そうとします。乾癬の原理も同じです。通常、皮膚細胞は約28日で再生しますが、体は有害物質から逃れるために皮膚を犠牲にします。そのため、皮膚の再生期間は5～7日と短くなるのです。このように短期間で再生される皮膚上には、白銀色の皮屑《ひせつ》（皮膚の角質細胞が剥《は》がれ落ちたもの）が見られます。一般的に皮膚の乾燥が起こり、時にはひび割れや吹き出物が出る場合もあります。また爪《つめ》にも発症するケースがあります。

過度のストレス、精神的な悩み、緊張、悲壮感などの要因も、消化機能に影響をもたらすため、それぞれ乾癬のリスク要因であると言えます。

また、体内を酸性にする食べ物は避けるようにしてください。

その食べ物とは特に、アルコール、コーヒー、砂糖、砂糖を使った製品、動物性タンパク質などです。

乾癬に対するヒマラヤ産クリスタル岩塩の活用法

・まずは体の免疫機能の強化と正常化のために、飲む塩水療法を実践してください。

体および足における真菌症（水虫）

・すべての皮膚病に対して効果的であるように、乾癬に対してもソルトバスは効果的な治療法です。塩分濃度1％から始め、だんだんと最大8％まで上げていただけます。
・お湯の温度が熱過ぎることがないよう、注意してください。
・お湯の温度が高ければ高いほど、血液の循環に影響し、体は疲れます。そのため、できる限り1人きりで入らないようにしましょう。入浴時間は20分を超えることがないようにしてください。湯船から出たあとにはシャワーは浴びないようにし、体を自然乾燥またはタオルを優しく当てるようにして乾かしてください。
・湯船に浸かることができない場合は、飽和水溶液（塩分濃度26％）を患部に直接塗り、これを1日に3回行ってください。
・ソルトバスによって体、特に皮膚は浸透圧によって必要なミネラルを直接得るため、皮膚の再生と強化が容易にかつ早く行われます。
・可能であれば患部に塩水に浸した布を巻いてから就寝するようにしましょう。

体の表面のうち汗をかき、かつ乾燥しづらい部位、特に足指の間は真菌にとって最高の居場所です。忘れてはいけないことは、健康的な肌は健康的な体から生まれるということです。肌に何らかの問題がある場合は、それは体の自己防衛機能と免疫機能が正常に働いていないという意味なのです。体の真菌症についても、足の真菌症（水虫）についても同じことが言えます。いくら細菌が伝染するとはいえ、もしも体の自己防衛機能が正常に働いていれば、いかなるウイルスも細菌も体で感染症の原因となることは困難です。そのため体、足、どちらの真菌症に対してもクリームを塗るだけでは問題を解決できません。問題を根本から解決するためには、まず体に本来のバランスを取り戻してあげ、そうすることによって自己防衛機能を強化させる必要があります。

イボ（パピローマウイルス）や虫さされ

パピローマウイルスと呼ばれるウイルスはさまざまな部位のイボの原因となります。触れたり、こすりつけたりすることによって、例えば挨拶《あいさつ》（頬ずり）やキスから感染します。皮膚上にある傷口や、すりむいた箇所から入り込み、皮膚の表面に住み着いて繁殖します。

イボは胸部および首においては茶色く平面な形で発症します。このような場合には、それが、ンであると気がつくことは困難です。治療が施されない限り、この茶色もしくは黄色いシミは増え続けながら体のほかの部位に拡がっていく可能性があります。これらは扁平疣贅《へんぺいゆうぜい》と呼ばれます。手や足においては表面がざらざらとした突起として表れます。

イボが自然と消えてくれることを願ったり、ちぎり取って二度と出てこないように願ったりすることは正しくありません。イボを無理やり取ることは、さらに増やす原因となります。特に女性においては、適切な治療を受けないと子宮においてがんの危険をもたらす場合があります。

クリスタル岩塩はイボの治療に非常に効果的です。後述する方法に従っていただくと、数日間のうちにイボが小さくなっていくことを確認していただけます。

ここまでで、よくある皮膚の問題をいくつか説明してきました。理解していただきたい最も重要なことは、一連の仕組みです。なぜならば、それさえ理解していただければほかのさまざまな皮膚の問題に対して、ご自身で治療法を考案していただけるからです。皮膚の病気に関して最も効果的な解決策はヒマラヤ産クリスタル岩塩を使った治療法です。この治療法には医師は必要ありません。そもそも医師に聞いても、ここで説明したことを知っている人は数少ないでしょう。一度試すと、驚くほどの治癒力をご自分の目で見ることとなり、ほかの人にも勧めたくなるでしょう。私はそう確信しています。
忘れずに書き記しておかなければいけないことがありました。塩水は虫刺されにも効果的なのです。虫に刺された箇所に1日に何度か飽和水溶液を塗ることで、かゆみを抑えると同時に、治癒を早める効果があります。特に蜘蛛《くも》のような一部の特殊な虫に嚙《か》まれた場合は、症状が重たくなります。塩水を頻繁に塗ることに問題はありません。むしろ患部を塩水に浸した布で巻くと、さらに効果的です。腫れが治まり、かゆみもなくなります。

真菌症やイボに対する塩水の活用法

・毎朝、飲む塩水療法を実践してください。
・手や足に見られるイボは毎晩、深さのある容器に塩水を入れて洗ってください。塩水の濃度は10％以上にし、温度を37℃に調整してください。そして毎晩必ず15～20分ほど洗うようにしましょう。
・手足以外の部位にあるイボについては、毎日朝晩26％の飽和水溶液を塗ってください。

・可能な部位には塩水に浸した布を巻くことで、さらなる効果が期待できます。
・イボがなくなっても、すぐには治療をやめないでください。体に残っているウイルスを完全に死滅させるためにも、その後何日間か続けることに意味があります。

風邪に対する塩水の活用法

風邪という言葉は本来、風つまりは寒さがもたらす邪悪なもの（＝病気）という意味からつくられた言葉であるそうですが、実際には風邪の原因は風や寒さ自体ではありません。病気の原因となるのはさまざまなウイルスなのです。風邪の中にも咳や鼻づまり、発熱などさまざまな症状がありますが、これらはウイルスの種類とウイルスが感染した部位によって決まります。

「なぜ人は寒い季節である冬に風邪をひくのだろう？」、この疑問の答えは、いたって単純です。

一つ目の理由は体が体温を維持するために、寒い季節にはより多くのエネルギーを必要とするからです。生産されたエネルギーの大部分は体温を一定に保つことに使われるため体の他の機能に使われるエネルギーが減ってしまうのです。

二つ目の理由は、体内の多くの働きは熱力学によって機能することに関係しています。例えば食べ物は体液の中での〝拡散〟によって体中に拡がり、粒子の拡散速度は体液の温度によって変化します。低温では粒子の運動エネルギーが減少するため減速してしまうのです。この現象は酵素の働きにも同じように悪影響を及ぼし弱めます。つまり、酵素の働きが鈍くなることでウイルスの活動を活発化させます。

風邪をひいた際には、体は環境の変化に適応しようとします。そのため体の声に耳を澄ませ、自然な方法で治癒することが大切です。自己防衛機能を制御する薬に、体の抵抗力を弱らせてはなりません。

風邪の原因となるウイルスが鼻の分泌腺に感染すると増殖しはじめます。体は緊急の自己防衛機能を発動させながらウイルスを死滅させ、増殖を防ごうとします。免疫機能がウイルスに破られると鼻の周りを赤くし、炎症を起こします。ウイルスが体内侵入してから症状が出るまでには1~3日ほどかかります。

悪化すると鼻にとどまらず、人それぞれ、器官によっても異なった形で頭痛や、関節痛、喉の痛み、咳、声のかすれ、集中力欠如、発熱、だるさ、悪寒などの症状が続きます。本来3~5日ほど続く風邪ですが、時には何週間も苦しめられる場合もあります。

冬に最も多く発症する風邪に対しても、クリスタル岩塩が最も自然で効果的です。病状や進行によって塩の使い方も異なってきます。熱がない場合にはソルトバスが効果的ですが、発熱の症状も伴っていればソルトバスよりも、塩水ワイシャツの方がより適当でしょう。

風邪に対するヒマラヤ産クリスタル岩塩の活用法

・すべての健康問題と同じように、風邪に対しても基本的な塩水療法が必要となります。
・熱がない場合、もしくは微熱の場合には塩分濃度1％以上のソルトバスに最長20分浸かってください。（100リットルのお湯にクリスタル塩1キロ）
・ソルトバスに入ることで、体は浸透圧によって有害物質を外に排出し、お湯からエネルギーとミネラルを吸収します。こうすることによって体の自己防衛機能は向上します。
・高熱の場合は塩水ワイシャツを着てください。
・もしくは熱を下げるために、塩水に浸した布を額、脇の下、膝の裏側、腹部に巻いてください。

・喉の痛みに対しては、塩水を使ってうがいをしてください。塩水の濃度は10％以上に調整しましょう。濃度が高ければ高い方が、効果も大きいのです。塩水うがいは1日に何度も繰り返すことに意味があります。頻繁にすればするほど、効果も早く実感することができるのです。塩水は細菌を外に出し、増殖を防ぎます。同時に口の中も浄化されるのです。
・また、高濃度の塩水に浸した布と乾いたタオルを喉に巻くことお勧めします。
・鼻水に対しては塩分濃度1～3％の塩水で鼻を洗ってください。1日に何度か繰り返しましょう。

耳の炎症に対する塩水の活用法

耳の炎症は通常、風邪の後に発症します。これは細菌やウイルスが原因となった中耳炎で子供に多く見られます。また、喫煙者がいる家庭の子供や乳幼児に多く発症していることが観察されており、受動喫煙を強いられている子供たちは、耳の炎症だけでなく咳や鼻風邪などにも悩まされることになります。耳の裏側の腫《は》れや痛みに伴い、顔の皮膚を動かせなくなる状態にまでなることがあります。

炎症は、体がウイルスや細菌と戦っている証拠です。そのため体の自己防衛機能を薬によって制御することは正しい行動ではありません。正しくは体にチャンスを与え、自身の治癒力を活用することが必要です。特に解熱剤は熱を下げ頭痛を抑えますが、風邪を克服する助けにはなりません。

軽い薬でさえ、ほとんどの人、特に子供においてはアレルギーやそのほかの重病の原因となり得ます。「0～14歳で発熱を伴う風邪をひいている」子供たちにとって、アセチルサリチル酸と呼ばれる物質を含むアスピリンのような薬は、いたって危険であることが報告されています。多くあるわけではありませんが、アセチルサリチル酸を含む薬は、子供たちにおいてライ症候群という死亡率50％の重い病気の原因となり得ると言われています。

そのため特に子供たちに薬を与える際には、本当に必要なのかどうかをよく考える必要があります。以下にある活用法は、あなた自身とお子様の最も自然な形での治癒を助け、病気に対する体の免疫力を高めます。さらに仮に何かを間違えてしまっても副作用や危険はありません。安心して塩水療法を実践していただけます。

耳の炎症に対するヒマラヤ産クリスタル岩塩の活用法

・飲む塩水療法を実践してください。
・乳児や子供は、小さじ1杯の塩水の代わりに、1日に数滴の塩水を混ぜた水を飲むことで十分です。
・乳児や子供の熱を下げるためには、額、脇の下、膝の裏に塩水に浸した布を置いてください。ソルトバスは必要ありません。
・耳の痛みに対しては、塩まくらを60~70℃のオーブンで温め、耳に約20分当ててください。これは1日のうちに何度も繰り返していただいて結構です。乳児や子供に対して使う場合には、熱さに気をつけてください。
・赤ちゃんや子供の耳の痛みを和らげるためには、塩分濃度2~3％の塩水を1~2滴、耳に垂らしてください。
・汗をかいた場合は、体を塩水で浸したタオルで拭《ふ》いてください。

ヘルペス

ヘルペスはウイルスが原因で口内、鼻、唇の周りに発症する炎症です。調査によると、世界人口の約80％の人は人生に一度はヘルペスにかかるということが証明されています。

ヘルペスが発症する前に、ウイルスのある部位がムズムズし、かゆみやヒリヒリとするような違和感を感じます。その後、その部位は腫れ、炎症を起こし、水疱ができます。そしてこの水疱が破裂すると、傷口ができ、かさぶたが形成されます。

体内に一度入ったヘルペスウイルスは、最初の炎症を起こしたあと、その部位の神経節に居座り、体の働きが弱まるのを待ちます。体が弱まるたびにウイルスは活動を再開し、ヘルペスも再発します。そのため、体を弱める要因の数々はヘルペスが繰り返されることの原因となるのです。その要因とは、ストレス、発熱、風邪、喉の炎症、疲れ、睡眠不足、ホルモンの変化（妊娠や月経）、アルコールの飲み過ぎなどです。

市販されているクリームも、あまり効果がありません。そこでクリスタル岩塩を試してみてください。なぜならばヘルペスも他のウイルスによる炎症と同じく、免疫機能の低下の結果、発症するからです。

ヘルペスに対するヒマラヤ産クリスタル岩塩の活用法

・飲む塩水療法を実践してください。
・ヘルペスが発症する前に、ムズムズ、ヒリヒリ、かゆみを感じているヘルペスウイルス潜在部位に飽和水溶液（26％）または、塩を濡らして直接塗ってください。
・塗布部位を洗う必要はありません。
・飲む塩水療法が体の免疫効果を高めると同時に、塗布した塩水もウイルスの力を弱め、皮膚の再生を助けます。
・ヘルペスが発症する前だけでなく、そのあとも同じ方法を実践してください。
・何か別の症状に対して、すでにソルトバスを実践している場合は、その時期にヘルペスが発症する可能性は低いと言えます。

気管支炎

気管支炎は風邪が悪化した場合に起こる症状です。細菌やウイルスが呼吸器官のうちでも特に気管支で炎症を起こすことが原因です。ほとんどの場合、発熱や咳といった症状が出ます。飲む塩水療法と並行して、塩水の蒸気をたくさん吸い込む必要があります。喘息に対してお勧めする方法を気管支炎にも応用することができます。

アレルギーと喘息

近年、アレルギーと喘息がますます増えています。アレルギーと喘息は一般的に、共に発症します。体が十分な水を摂取していないと、免疫機能が低下し、肺が異物に対して敏感になります。それと同時に毎日増えているリスク要因がアレルギーと喘息をより悪化させます。環境汚染、栄養とともに摂取される過剰な食品に含まれる化学物質、薬の多用、ますます人々に影響を及ぼす電磁波、間違った食習慣、農薬とそれに影響を受けて防虫剤、農薬防虫剤が原因で攻撃性を持った花粉などが人体にとって攻撃性のある物質へと変化していることなど……アレルギーと喘息のリスク要因は、日々増えているのです。

アレルギーと喘息に対しても天然塩は、いたって効果的です。一部の国では喘息の患者を塩鉱山で治療しているほどです。このような病院の一つがアゼルバイジャンに、またオーストリアやポーランドなどにも存在します。しかし私たちは塩鉱山に出掛けていくことができないため、家の中で塩鉱山の環境をつくり出さなければなりません。267ページの写真にあるように、塩水蒸気を使って呼吸をすることで塩鉱山の治癒力をご自宅でも再現できます。

喘息の薬を服用している場合は、服用をやめる前に次に紹介する方法を試してみてください。塩水療法を実践し、その効果を確認した時点で薬の服用をやめてください。そのためには体をよく観察する必要があります。もしも長い間、薬を服用しておられるのであれば、体はそれに慣れているはずです。急に薬の服用をやめると、思わぬ結果をもたらすことになるかもしれません。これらは危険な結果を招きませんが、あなたが勇気を失う原因となってしまう可能性があります。そのため、薬をすぐに手放すことのメリットはありません。そもそも水を十分に摂取すれば、薬の副作用も自然と縮小します。薬を急いでやめる必要はないのです。塩水の治癒力に確信を得たならば、薬を使う必要はありません。

アレルギーと喘息に対するヒマラヤ産クリスタル岩塩の活用法

・まずは飲む塩水療法を実践してください。こうすることによって何年間も乾燥していた体の中に水が補給され、体が本来のバランスを取り戻す助けとなります。

・塩水療法によって体の自己防衛機能が復活します。こうして再び十分な水を得た細胞は、乾燥が原因で生じていた過剰で無駄な敏感さを捨て、本来の働きをすることができます。

・1日に2～3回塩水の蒸気を吸って呼吸をしてください。塩水の蒸気をつくるためには、お鍋に塩分濃度1％以上の水溶液を入れ、火をつけてゆっくりと沸騰させます。その後、大きなタオルを頭の上に広げ、お鍋に顔を近づけながら塩水の蒸気を使って10～15分ほど呼吸してください。

・機会があれば海に行ってください。海に入るだけでなく、海の空気を深く吸い込むために、近くに1晩泊まったり、海辺で散歩をしたりしてください。

・海水は浸透によって、体が必要としているミネラルとエネルギーを与えてくれます。これらは短期間で体がバランスを取り戻す助けとなります。

・海に入ることができない場合は、1週間に一度1～3％の濃度のクリスタル岩塩のソルトバスに浸かってください。湯温が37℃であること、そして約20分浸かることに留意してください。

第14章

腰痛や関節痛はがんの一歩手前！乾燥した体への最後通告!!

骨、関節、筋肉の痛みに対する塩水療法

関節の痛みは一般的に新陳代謝の際に出る物質が体の外に排出されないことが原因で発生します。前にも触れたように、体の水不足が原因で体外に排出されないこれらの酸性の物質は骨や関節上に拡がります。リウマチの痛みの原因は、まさにこれなのです。

体で生成され、体外に排出されなければならない酸の一例

・過剰な肉の摂取によって生成される尿酸
・過剰なコーヒーの摂取によって生成されるクロロゲン酸
・過剰な砂糖の摂取によって生成される酢酸
・本来の状態から大きく変化した（火の通り過ぎた）食べ物によって生成される硝酸

代謝の結果として出る余分な酸は体外に排出されなければなりません。排出されないと、細胞のpH値に影響を与え、遺伝子構造の変化にまで至るさまざまな問題の原因となります。しかし、これらの有害物質は十分な水があるときにのみ、細胞や体から排出されるのです。水の摂取が十分でないと、体外に出されない酸が骨や関節上に蓄積され、そこで透明な結晶へと変化するのです。

ここで忘れてはいけないことは、水と塩を使った**骨や関節の治療には時間がかかる**という点です。例えば腰痛や関節痛に対しては、最低でも半年間にわたって継続的に塩水療法を行う必要があります。治療期間の目安は症状を抱えていた期間によって決まります。10年間、腰痛に悩まされていたのであれば、天然塩を使った治療は最低でも1年かかります。なぜならば、特に関節における摩耗は短期間での修復が困難であるからです。そのため、短くても症状を抱えていた期間の10分の1ほどは、治療を続ける必要があります。

今までに行われたがんの経過観察によって、がんが腰痛や骨関節痛のあとに症状を表すということがわかっています。つまり関節の痛みは、乾燥した体が発する最後の水要求サインなのです。特に腰の骨関節炎は、がんの前の最終警告です。この体の叫びに耳を貸さず、早急に塩水療法を始めないと体内の生きづらい環境の中で正常だった細胞ががん細胞になる道しか残されていない状況をつくってしまいます。前にも述べたように、病気にならずに健康的に生きるためには塩水療法を一生涯続けていく必要があります。痛みが消えたあとに、「もうなんの問題もない」と言って塩水療法をやめてしまうことは正しくありません。なぜならば、塩水は体が一生必要とするものなのですから。

骨折、骨挫傷《こつざしょう》、捻挫《ねんざ》

骨折や骨挫傷、捻挫に対してもヒマラヤ産クリスタル岩塩は効果的で腫《は》れを防ぎ、骨同士の連結を助けます。さらに損傷の痛みを和らげ、早期回復の助けとなります。特に、捻挫の痛みは温かいソルトバスによって解消することができます。これは完全なる生物学的事象です。クリスタル岩塩が持つ豊富なエネルギーとミネラルを体内に取り込むことでエネルギーおよびミネラル不足を解消し、体の修復力を高めるのです。

骨折、骨挫傷、捻挫に対する塩水療法

・飲む塩水療法を実践してください。
・高濃度の塩水に浸した布を患部に巻いてください。
・ぬるめの塩水を使って、傷めた箇所をマッサージしてください。人によっては、冷たい水を用いた方が効果的な場合もあります。

痛風と関節炎

代謝の病気として知られている痛風は、関節が過敏になって炎症を起こし腫れ、痛みのような症状が見られます。時には、夜に激しい痛みが生じることもあります。足の親指に最も多く見られるこの病気は、手首や手の指にも発症する傾向があります。

痛風は体内の尿酸が原因で発症します。医学はその原因を腎臓の尿酸排出量の低下か、体内で尿酸に変換されるプリン体を含む食べ物の大量摂取と結びつけて考えます。しかし、ふと立ち止まって、腎臓がこれらの酸を排出するために何を必要としているのかを問うことはしないのです。もしこの疑問を持つことができれば、すべての問題は解決されます。その答えはとても簡単です。

私たちは今までの章を通して、尿酸だけでなくすべての老廃物の排出には水と塩が必要となることを知っています。代謝の結果として発生するプリン体が水不足のために外に出されないと、細胞は遺伝構造を守るためにこの物質を尿酸に変えます。そして縫い針のような結晶の形で蓄積されはじめるのです。さらに関節だけではなく皮膚の下や耳たぶにニキビにも似た肉芽腫組織である痛風結節ができます。

体内の尿酸の増大には、特に動物性タンパク質が影響を及ぼします。痛風の患者さんは塩水療法を実践する一方で、動物性タンパク質の摂取を控える必要があります。

痛風に対して処方される薬は、病状を改善するどころか病気のサインを制圧しようとします。稀に手術によってその部位に蓄積した結晶を取ることもありますが。手術は問題を根本から解決せずさまざまな器官を後戻りのできない問題へと導く可能性があり危険です。

尿酸の生成をしない、もしくは少量のみの食べ物はヨーグルト、卵、かぼちゃ、ピーマン、じゃがいも、リンゴ、ライ麦パンなどです。

痛風が繰り返されると、器官に害を及ぼし、関節炎を起こす可能性もあります。

痛風と関節炎に対するヒマラヤ産クリスタル岩塩の活用法

- 免疫機能が本来のバランスを取り戻すために、飲む塩水療法を実践してください。
- 手首の痛みには、深い容器に高濃度の温かい塩水を入れ、その中で患部を揉《も》んでください。
- 痛みのある部位を高濃度の塩水に浸した布でくるみます。この際、布は頻繁に塩水に浸けましょう。
- ソルトバスは痛みを和らげ、浸透によって有害物質をお湯の中に排出します。こうしたことは関節上にある酸を出す助けとなります。

骨関節炎

人間は20歳を超えると、体が徐々に水分を失っていくということは一般的に知られている事実です。こうして加齢とともにさまざまな健康上の問題が発生します。この最大の原因は、体が自然と水不足に陥ってしまうことです。体内の水分量が歳を重ねるに連れて減少する理由は、まだ明らかになっていません。関節の先端部分にある軟骨組織には血管が通っておらず、拡散によって物質交換を行います。軟骨細胞は再生に必要な物質を体液から直接得るのです。これは体の水不足の影響を最も早く受ける組織が関節の軟骨であることを意味します。水不足によって物質交換ができない軟骨が、再生をすることはいたって困難です。

体内の水は、関節同士の摩擦を防ぐ潤滑油のようにも使われます。関節に十分な水が届けられないと、摩擦によって骨の摩耗が早まります。これが若くして腰痛が発症する最大の原因です。さらに重いものを持ち上げたり、悪い姿勢で無理をしたりすることも、症状悪化につながります。

骨関節炎と呼ばれる恒常的な関節の痛みは、一般的に加齢に伴う体内の水不足が原因で発症する関節摩耗の病気です。関節が擦れることによって発生する痛みは、摩耗の程度によって変化します。

骨粗鬆症《こつそしょう》

その名からもわかるように、骨粗鬆症は骨がもろくなる病気です。医学は、この病気を骨の代謝における異常によって、骨上のタンパク質層が薄くなった結果発症するとしています。しかし骨における代謝の異常がなぜ生じるのかということは解明できていません。

今までの章からわかるように、体が十分な量の水を摂取できないと体の最も基本的かつ自然なエネルギー生産がストップしてしまいます。体の水不足はさまざまな問題に加えて、エネルギー不足の原因となり、体内の生命活動が維持されるために必要なエネルギーを他の方法で得なければならなくなります。そのため体はタンパク質の貯蓄を分解します。この一つが、骨を分解し蓄積してあるATPエネルギーを手に入れる方法なのです。

骨を構成しているカルシウム分子はATPエネルギーによって結合しています。そのため体を形成している骨は、とても豊富なエネルギー倉庫でもあるのです。エネルギー不足の状況に陥ると体はこの倉庫のエネルギー貯蓄をあてにします。体は長期間にわたるエネルギー不足の状況下で骨を分解し一つのATPエネルギーにつき、二つのカルシウム分子も分解してしまいます。本がエネルギーを使う一方で、宙に浮いてしまったカルシウム分子は体から排出されなければなりません。しかし、そもそも問題は水不足が原因で発生しているため、余分なカルシウムも体外に排出されず、腎臓に蓄積されます。これが腎臓結石の原因なのです。

多くの場合、腎臓結石とともに腰痛や関節痛が表れる理由は、ここにあるのです。骨の分解は、同時に骨を弱くし、腰が曲がり、背が縮みます。身長が低くなる、腎臓結石……これらはすべて骨粗鬆症の表れです。一般的には男性に比べて女性の方が、発症率が高いことが明らかになっています。

骨関節炎や骨粗鬆症に対するヒマラヤ産クリスタル岩塩の活用法

・飲む塩水療法を実践してください。水と塩は体内のエネルギー不足を解消し、加齢に伴う体の退化の滑り止めとなります。

・できる限り海に行ってください。海に行けない場合には、ソルトバスに浸かりましょう。お湯の塩分濃度は1%程度から徐々に10%ほどまで上げていってください。

・痛みを和らげ、回復を早めるために塩水に浸した布を患部に巻いてください。
・この際、布は頻繁に塩水に浸けて、交換しましょう。

消化および排泄《はいせつ》問題に対する塩水療法――消化には大量の水が必要！

最後に消化と排泄について治療法を確認しましょう。

世界共通とは言えないかもしれませんが、少なくとも私たちの社会には不思議な共通認識があります。それは肥満が豊かさの一つの象徴であるかのような認識です。実際には、これはいたって旧弊な無知を象徴するような考えです。肥満の悩みを抱えている人には動くためのエネルギーが足りていません。朝起きるためのエネルギーも足りていないのです。エネルギー不足であるからこそ、よく眠ります。食事をしても、満腹になりません。加えてさまざまな健康問題を抱えているのです。高血圧、呼吸困難、アレルギー、そして喘息。これらは数ある問題の中のほんの一部です。肥満自体は消化器官の異常であり、同時に免疫機能と免疫に関わるその他の機能に異常をきたす原因となり得ます。

アメリカの人口の約30％が肥満であるという事実は、意外なことではありません。アメリカの生活習慣をよく観察すれば、アメリカ社会におけるファストフードの蔓延《まんえん》とともに、病気が増えていることがわかります。これらの食べ物の最大の欠陥は、人体が使うことのできるエネルギーが一切含まれていないことです。さらに電子レンジで温めることで、食物のエネルギーは完全に奪われてしまいます。そのため、これらを栄養源としている人々が、満腹にならないという事実は当然のことなのです。もはやこれらは栄養源ではないのです。脳に必要なエネルギーが与えられないと、脳は再び空腹のサインを発します。これは無限に繰り返されるのです。

車のガソリンメーターに例えるとわかりやすいでしょう。ガソリンメーターがサインを出せば、あなたは一番近いガソリンスタンドに寄って、給油しなければならなくなります。中身がなんであれ水分を注入すれば、とりあえずサインは消えます。しかし、ふさわしいものを注入しない限り、車は動くことができないでしょう。

私たちが食べている食べ物の栄養価も、この例と変わりありません。これからは、食べ物の選択と調理法について正しい知識を身につけ、自立して実践できる力を身につけなければ賢明には生きられないでしょう。今やファストフード文化はアメリカ人だけの問題ではないのです。この文化は日々、より多くの社会を包囲しています。私たちの文化においても、同じような変化が見られます。今日、レストランに入って何かを食べても、体の需要に応えたと言うことは難しいでしょう。多くの調査結果は、人間の寿命は食べたものの量ではなく質に、そして飲んだ水の質に依存しているということを証明しています。

そのため健康の基本的な源は、口から入った食べ物にあるのです。水と塩が最も重要な栄養源であるという知識は、いまだに社会一般に拡がっていません。これは最近になって明らかになったことなのですから、当然でしょう。この知識がなければ健康の問題が起こるたびに、驚くこととなります。「病気は運命だ」という認識は、実は医学が人間の健康に対して持っている見解が社会に反映されてしまっている結果なのです。

この「病気は運命だ」という考えを捨て、自分たちの健康の主導権を自らの手でつかむ時が来ているのです。

消化とは、摂取された栄養がさまざまな酵素の助けを得ながら、大きな作りの炭水化物、タンパク質、脂質の分子が小さな分子へと変化することです。物質の多くは水溶性でないため分解するには水が必要です。水に溶けない物質は小腸から血液やリンパに取り込まれません。水に溶けない物質は、何一つとして消化されないのです。

食べ物の消化には、口、胃、十二指腸、小腸、大腸が順番に関わっていきます。

体内に入った食べ物は、胃の中で化学的かつ物理的に分解されます。このために胃は毎日2～3リットルの塩酸を含んだ分泌液を分泌します。小さく分解されるためには、この液が必要となります。胃液はいたって強い酸性の液体であり、そのpH値は0・9～1・5の間で変化します。胃液が持つこの強い酸が、胃自体を破壊しないように粘膜にある副細胞は別の粘液を分泌しています。これらの細胞が粘液を十分に分泌できないと、胃液によって胃が焼かれ胃炎の原因となるのです。

胃に運ばれた食べ物は胃液によって分解され、どろどろとした水溶物となり、十二指腸や小腸から血液とリンパに流されることで、体の隅々に届けられます。ここで少し考えてみると、なぜ食事をするときに水を飲む必要があるのかを容易に理解することができます。前にも述べたように、腸によって体に取り込まれるものは水溶性でなくてはなりません。そして食べ物と一緒に摂取する水の量が多ければ多いほど、溶けることのできる食べ物の量も増えるのです。つまりこれは、体内に取り込まれる栄養量（質ではありません！）は食べ物の量ではなく、水の量によって決まるという意味です。なぜならば水に溶けることができる物質の量は一定であるからです。溶ける食べ物の量を増やしたいのであれば、当然それらを溶かす水の量を増やさなければなりません。

消化機能における水の第二の重要性は、栄養分が吸収されたあとの食物が大腸から排出される際に発生します。上で述べたどろどろの水溶物に含まれる栄養素が血液とリンパに運ばれたあと、残った水は腸によって吸収され再び血液に戻されます。消化機能の障害となる「腸の詰まり」は、ここで起こります。体が恒常的な水不足の状況に置かれていると、脳は大腸からすべての水の分子を吸収して血液に取り込もうとします。そのためには、まず大腸が通常よりも多く働かなければなりません。その結果、〝詰まり〟が起こるのです。これこそ私たちが普段、便秘と呼んでいる現象の最大の原因ですが、これらは塩水を大量に摂取すれば、すぐに解消されます。

消化の初めの段階では、食べた物を体が吸収できる形にするために、胃は1回の食事に対して最低2リットルの液体を生成しなければなりません。この液体の量は、食べた食べ物の内容によって変化します。胃がこの液体を生成するためには、まず体が十分な水分を得ていることが必要です。

消化は、いたって複雑な過程をたどります。重要なことは全体の流れを論理的に把握することです。私たちは、この全体像を理解して初めて問題を解決することができるのです。

本来の状態から離れてしまった食べ物を消化することは、消化器官にとって大きな負担となるだけではなく、同時に体本来のバランスを崩す原因にもなるのです。こうして尿生成、腎臓、肝臓に障害が出たり、便秘、さらにはがんのような病気にまで発展したりします。私たちは発がん性物質が、常に外部から与えられるものだと考えがちです。しかし実際には、食べ物を選択し調理する時点で、私たち自身がそれ生み出していることに気づかなければなりません。

消化器官の病気に対するヒマラヤ産クリスタル岩塩の活用法

・飲む塩水療法を実践してください。
・何カ月か塩水療法を続けることで、胆石ですら少しずつ分解されるようになります。
・肝臓、胆のう、腸などで発生する痛みを和らげるためには、高濃度の温かい塩水に浸した布を巻くことをお勧めします。徐々に痛みを減らしていく効果があります。完全に痛みがなくならなかった場合でも、痛み止めは絶対に服用しないでください。
・痛みを感じる部位に温めた塩まくらを当てるのも有効です。
・女性における尿道の炎症は、塩分濃度4％ほどの塩水で可能な範囲内で外性器を洗うことをお勧めします。洗浄は1日に何度繰り返しても、問題ありません。

・腎臓の炎症や腎臓結石に対しても塩水療法は効果的です。塩水で腎臓結石をなくすことも可能です。忍耐強く塩水療法を続ける必要があります。このような場合には、水の量を1日で急激に増やすのではなく、1週間かけてゆっくりと3リットルほどまで増やすと良いでしょう。そうしないと腎臓に痛みを感じる可能性があります。

アルコール依存症に対する塩水の活用法――二日酔いは水不足！

アルコールは体内のバソプレッシン（ADH）と呼ばれるホルモンの生成を抑制します。バソプレッシンは、水を体の中にとどめる働きを持つ抗利尿ホルモンです。アルコールを飲むと頻繁にお手洗いに行きたくなる理由は、ここにあります。そのため「アルコールは体内の水を吸収してしまう」と言われているのです。もはや水を体内にとどめておくホルモンが生成されないのですから。アルコールが原因であるこの水不足は頭痛をもたらします。**〝酒の飲み過ぎ〟によって表れるこの頭痛は体の水不足を訴える脳のサイン**なのです。アルコール摂取後の頭痛を防ぎたいのであれば、飲酒中および飲酒後に、たくさんの水を飲む必要があります。アルコールが体内の水を外に排出してしまうと、当然のことながら喉の渇きが生じます。そのため、アルコールを飲めば飲むほど喉が渇くのです。

水不足とは生物の生命を脅かす危険要因であるため、人間はストレスを感じます。アルコールを飲むと人が攻撃的になるのは、このためなのです。ストレスが続くと脳はエンドルフィンを生成します。これは体が生み出す一種のモルヒネです。エンドルフィンは特に怪我を負った生物が自己修復および自己防衛をやめてしまわないよう、生存するために戦う力を保つために脳が生成する大切なホルモンです。とりわけ生死をさまようような状況下において生物の抵抗力は、このホルモンによってコントロールされます。

これこそアルコールを常に飲んでいると、依存しやすくなる仕組みなのです。アルコールがストレスを生み出すと、ストレスはエンドルフィンの生成を増やします。そして、このエンドルフィンは一定量を超えると依存をもたらすのです。つまりアルコールへの依存というよりは、むしろ自らの体が生成したホルモンへの依存が生じているのです。

アルコール依存症を克服するための最適かつ最短の方法は塩水療法です。塩水療法は体内の水およびエネルギー不足を解消するとともに、体をストレスから解放し、無駄なエンドルフィン生成を妨げます。そのため体はアルコールを欲しなくなります。アルコール依存症患者は、アルコールや、アルコールがもたらす病気と手を切りたいのであれば、すぐに塩水療法を試してみるべきです。塩水療法実践後、しばらくすると体がアルコールを拒みはじめます。するとアルコール摂取は、その人にとって楽しみではなく苦痛へと変化するのです。

禁煙するための塩水療法

ニコチンとは一部の植物が害虫に対して生み出した一種の毒です。水溶性の油状液体で無色ですが空気に触れると黄色く変色します。最初は農薬、農業において、虫に対する毒素として使われていました。植物はその影響を受けづらい一方で、動物に対しては毒性を発揮できたからです。人間、特に子供たちにとっては1本の煙草が死をもたらしますが、成人においての致死量は体重1キロに対して1グラムです。これはニコチンの一部を肝臓が分解するためです。

ニコチンは人体で最も強い依存をもたらす物質です。この依存は生物学的な面だけでなく精神面において、より強く見られます。例えば禁煙後、最長でも3日で体内からニコチンが消えるのにもかかわらず、人間は精神的にニコチンを求めてしまうのです。そのため多くの人は、生命の危険が及ばない限り、これを手放すことができません。

ニコチンは血液循環に入ると、すぐにアドレナリンホルモンの生成を促します。さらに体内での抗利尿ホルモン（ＡＤＨ）増大の原因にもなります。このホルモンは体内における塩と体の寒気を防ぐホルモンです。それに対してニコチンは血管を収縮させる効果を持っており、血管を収縮させることで体内にめぐる酸素量と栄養量も減少させてしまいます。そして、これは心拍数と血圧を上げる原因となるのです。いくら医学が煙草は直接的に高血圧の原因とはならないと主張しても、少なくとも血管の収縮をもたらすだけで血液循環と心拍に影響を及ぼすのです。

さらにニコチンは胃液を増やすため、喫煙者には食欲減退や胃炎などの症状が見られます。特に化学療法中の体においては、悪い細胞を死滅させ新しい細胞を再生する能力を弱めてしまうため、化学療法を受けている期間はニコチンの摂取を完全にやめる必要があります。

喫煙の害はニコチンだけではありません。煙草の中には多くの有害物質が含まれており、その内の約40種は発がん性物質です。例えばタールの粒子は肺の中で気管支に密着し、害をもたらします。今日、肺がんで亡くなる方の85％は喫煙者であるということは一般的に知られています。

タバコに含まれるまた別の有害物質が一酸化炭素です。一酸化炭素は酸素の代わりに血液に取り込まれ、体内の酸素運搬を減らします。体内の酸素消費量の減少は、体の忍耐力と能力の低下をもたらし、体は病気にかかりやすくなります。特にがん治療においては、体の酸素需要に応えることが非常に重要です。がん治療の際に喫煙をすることは、がん細胞に手を差し伸べることと同じです。特に脳の酸素需要を減少させる煙草は、脳腫瘍の原因となります。さらに煙草は肺がんや脳腫瘍に加え、口腔《こうくう》がんや咽頭《いんとう》がんの原因にもなることが知られています。

煙草の害は吸っている人だけでなく、同じ場所にいる人々にも及び、彼らも同じ危険にさらされます。むしろ副流煙の害は主流煙の130倍とも言われているのです。これは子供たちにとっては命に関わる危険性があります。今日において学術界では、煙草が赤ちゃんの急死の原因となり得るとの議論がなされています。

研究によると、塩水療法が禁煙にいたって効果的であるということが証明されています。禁煙における塩水療法の効果は、アルコール依存症の克服のケースと似ています。禁煙をしたい場合には、塩水療法を実践し、確固たる決意をしてください。塩水療法は短期間でニコチンへの欲求を消し去るだけでなく、アルコールのときと同じように、体がニコチンを拒否するようになります。アルコールの場合はこの拒否反応が最長1ヵ月で表れるのに対し、タバコの場合はさらに短期間で実感することができます。そのため、禁酒および禁煙をする際には、自分の中で気持ちを固める必要があります。すべてを水と塩に任せて、自分自身はアルコールや煙草をやめなければ、望み通りの結果には到達できないでしょう。水と塩は、単なる補助にしかなりません。あなたが死を受け入れてしまったとき、誰もあなたの命を救うことができないように、飲みたい、吸いたいとあなたが思った瞬間、もはや誰もあなたを止めることはできないのです。塩水療法はアルコールやタバコだけでなく、ほぼすべての依存性を持つ物質に対して効果的です。

日本語版の刊行に寄せて

私の古い友人でもあるドイツ在住のユージェル氏から、この書籍の日本での出版への協力を打診されたのが２０１１年のことであり、それを契機に私はネットショップを立ち上げて「クリスタル岩塩」の販売を始めました。それからすでに6年もの歳月が過ぎてしまったことに、もう少し早く出版できていればという軽い悔恨と、よくここまで持ったものだという感慨の両方を感じています。当時、クリスタル岩塩を知る人は日本ではほとんどおらず、私自身が販売業の経験がなかったため多くの苦戦を強いられました。

しかし、クリスタル岩塩を試していただいたお客様から、「今まで食べた塩の中で一番美《お》味《い》しい」「塩の概念が変わった」などという感想を徐々にいただくようになり、今では健康食品の原料に使っていただいたり、有名店での販売や、メディアでのご紹介もいただけるようになりました。そこでの多くは「美味しいお塩」という評価ですが、この書籍が刊行されることにより、健康増進を手助けするお塩としての認識がプラスされることを期待しています。

世界にはさまざまのお塩があり、それぞれに個性や特徴があることもこの6年で学びました。万能なお塩はないとも感じています。そのうえで、上質なお塩というものは存在し、そのカテゴリーの中にクリスタル岩塩は間違いなく入っているという確信を持っています。

ユージェル氏は医師ではありません。社会学者であり、人生のアーティストとでもいうような方です。この「塩と水」というテーマも主に彼の社会学者としての視点から書かれており、医学的記述に関しては彼が独自にさまざまな文献や情報を調査して書き上げています。

彼の医学批判や説明に眉を曇らす読者の方もいらっしゃるかとは思います。ただ、私自身もこの書籍を元にクリスタル岩塩を使い続け、このお塩を知っていただいた友人、知人、そしてお客様からいただく感想に接すると、推薦文を寄せていただきました小松工芽先生がおっしゃるように「感覚的には正しい」という思いでこの書籍の刊行に関わらせていただきました。

まだまだ「塩と水」に関する真実は解き明かされてはおらず、この書籍が小さな契機となって、塩と水への関心が高まり、読者の方が現実に元気になったり、健康になることができればこれ以上の幸せはないと感じています。

生涯の友人であるユージェル家の皆さんに感謝するのはもとより、トルコ語の翻訳を行っていただきました斎藤いづみ様、出版をご決断いただいた、ヒカルランドの小暮編集長、カバーにお言葉をいただきました内海聡先生、推薦文を寄せていただきました小松工芽先生に心より感謝を申し上げます。

また2011年に起業した私を、苦労を共にし支えてくれた妻と家族にこの本を捧げます。

源気商會　代表　土井聡

www.genkishoukai.com

ユージェル・アイデミール
1963年11月１日、トルコのアルダハンで生まれる。1981〜1985年、トルコのイスタンブールマルマラ大学経済学部卒業。会計士としてのサラリーマン生活を辞め、ドイツに留学。1996〜2000年、ドイツのシュツットガルト大学社会学、政治学部卒業。シュツットガルト大学勤務を経て執筆活動に入る。
2007年、本書の原書である『水と塩　生命の神秘』をトルコで出版し、ベストセラーになる。2013年、『がんで死ぬのではない。がんとは生き残る手段だ』（未邦訳）を出版。現在、ドイツ、ガイルドルフ市在住。

斎藤いづみ　さいとう いづみ
2012年早稲田大学在学中に本著を翻訳。2013年早稲田大学政治経済学部卒業。2013年より駐日トルコ共和国大使館で勤務

医療マフィアは【伝統療法】を知って隠す
なぜ《塩と水》だけであらゆる病気が癒え、若返るのか!?
ローコスト&ハイクオリティな養生法の超実践ガイド!

第一刷 2017年9月30日
第二刷 2021年10月31日

著者 ユージェル・アイデミール
訳者 斎藤いづみ

発行人 石井健資
発行所 株式会社ヒカルランド
〒162-0821 東京都新宿区津久戸町3-11 TH1ビル6F
電話 03-6265-0852 ファックス 03-6265-0853
http://www.hikaruland.co.jp info@hikaruland.co.jp
振替 00180-8-496587

本文・カバー・製本 中央精版印刷株式会社
DTP 株式会社キャップス
編集担当 小暮周吾

ISBN978-4-86471-514-0

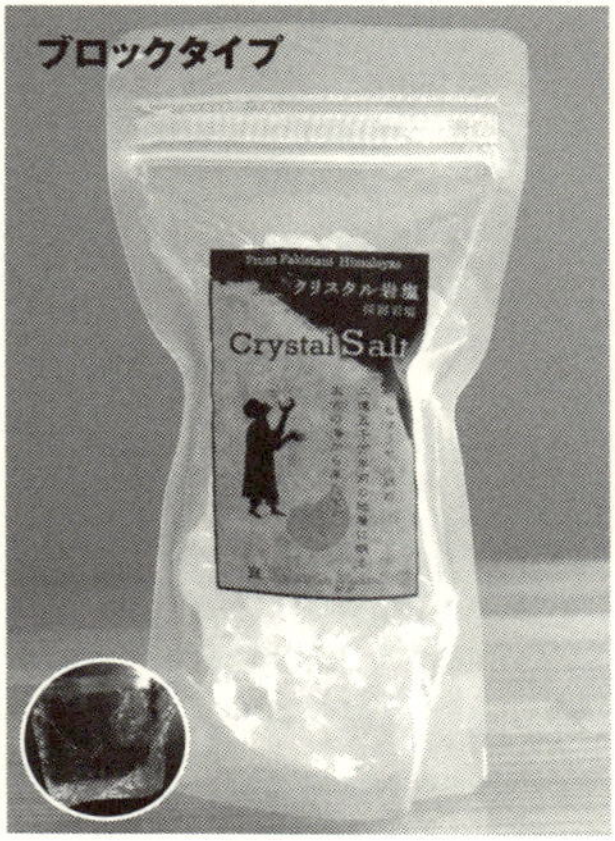

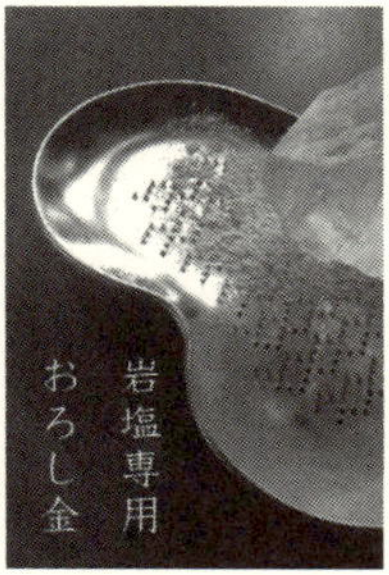

クリスタル岩塩ブロック&
おろし金 2 点セット

■ 3,660円（税込）

内容量は250ｇ。塩はブロック大（３～５㎝）。

新潟県燕市のおろし金専門メーカーが製造した岩塩専用の逸品。最新技術によって、かつて職人が１つひとつの目を叩き出した「本目立て」を再現し、原料に錆びにくい純チタンを使用。粉雪のような微細な粒子となるため、より繊細な塩味を味わえます。
※パッケージは変更となる場合があります。

粒タイプ

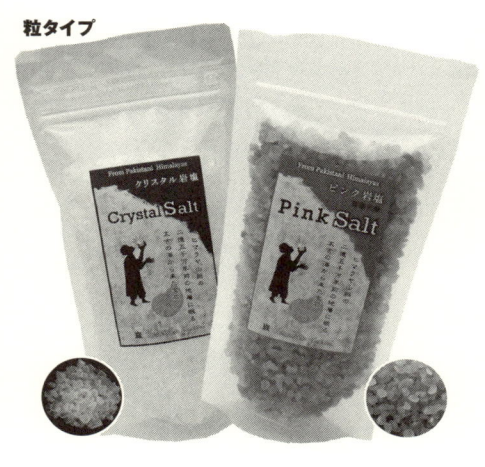

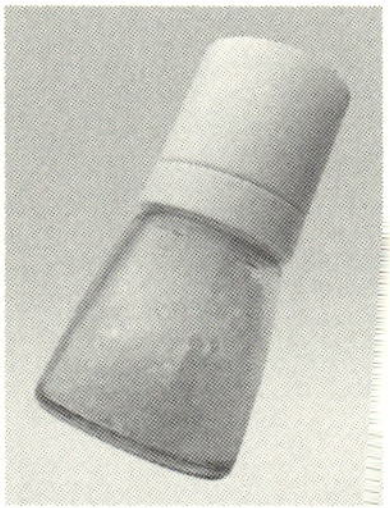

クリスタル岩塩&ピンク岩塩&
オリジナルミル 3 点セット

■ 2,760円（税込）

内容量は、ともに250ｇ。塩は３～５㎜の粒大。

オリジナルミルは、セラミック刃を使用しており、錆びる心配なし。調整ツマミで岩塩の粒の大きさを変える事が可能。揚げ物の衣に絡ませたいときには細かく、カリッと塩の感触を味わいたいときは大粒にするというのも岩塩ならではの愉しみ方。一般に流通しているミルよりは一回り大振りなサイズで、塩の入れ替えがスムーズで使い勝手もよいと高評価です。
※パッケージは変更となる場合があります。
つめ替え用もございます。

クリスタル岩塩／ピンク岩塩 ミルタイプ　250g

■ クリスタル岩塩 960円（税込）／ピンク岩塩 600円（税込）

＊ご案内の価格、その他情報は発行日時点のものとなります。

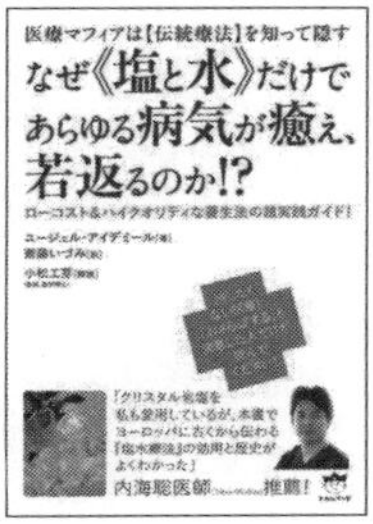

光のエネルギーが舞い込む！
「クリスタル岩塩」

● 地球が育てた希少な純粋結晶

クリスタル岩塩は、パキスタンの太古の地層から採掘される、環境汚染とは無縁の古代海水が結晶化した塩です。甘味と旨味が特徴的で貝類のような旨味が広がります。

塩の立方体結晶がとてもきれいに繋がっているのが他の塩とは異なる点です。このため乱反射がなく透明に見えます。普通の有色の岩塩が石炭のような粗い構造をしているのに対して、ダイヤモンドのような緻密な構造で元素同士がきれいに配列されています。そのため水に溶けやすくイオン化しやすいため、身体に優しく浸透しやすいお塩です。

ヒマラヤ産岩塩の中では最も採掘量が少なく、全体量の５％以下程度しか採掘されません。日常的に使う塩だからこそ、もう一度見つめ直して、大地のエネルギーをとりいれてみてはいかがでしょうか。

● 料理に合わせて広がる味わい

クリスタル岩塩はカリウムを含んだ旨味のある野菜や、魚類、貝類、甲殻類によく合います。汁物にすると貝類系の旨味がよりいっそう活きます。白身魚や鶏肉との相性も抜群。

クリスタル岩塩と同じ古代岩塩層より採掘されるのがピンク岩塩ですが、採掘量は比較的多く、クリスタル岩塩に比べると地層的には「若い」お塩で、ナトリウム以外の微量成分が多く含まれています。ピンクの色素の由来は、鉄イオンによるもの。若干スパイシーなので、お肉との相性がGOOD。

【お問い合わせ先】ヒカルランドパーク

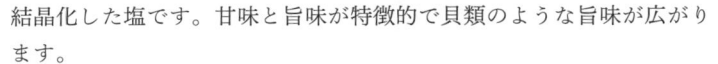

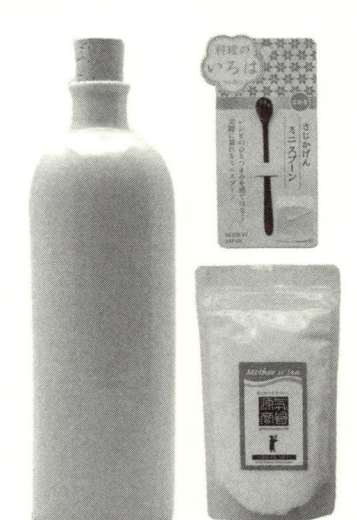

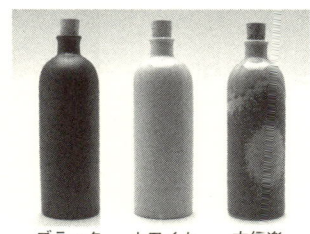

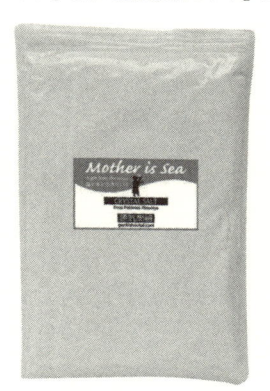

健康は塩と水でつくる！ クリスタル岩塩を用いて
世界各地に伝わる簡単健康メソッド「塩水療法」を実践！

●「適塩」は体内環境を整える健康維持の基本

一般的には塩分の摂りすぎによって健康が損なわれると誤解されています。これは、塩化ナトリウムがほぼ100％を占める精製塩が主に流通していることに起因します。身体への吸収・排出がスムーズな塩であれば、塩分摂取に対しての過度な心配は不要どころか、むしろ適度な塩と水を摂る「適塩」は体内環境を整える健康維持の基本となるのです。

「塩」という文字の成り立ちを探ると、「人が口にする皿の上の土」という意味があり、江戸時代には生きる活力を失わせるために、塩抜きの食事という刑罰もあったと言います。また、塩水を使ったセラピーは民間療法として実は世界各地で古くから伝わり、ヨーロッパや中央アジアでその痕跡を見ることができます。しかしながら海洋汚染が深刻化する現代においてはその伝統も消えつつあるのが実情です。

この「塩水療法セット」は汚染とは無縁でエネルギー的にも最高峰ランクであると言える「クリスタル岩塩」に、一晩水道水を入れておくとカルキが中和され、味がまろやかに変化する信楽焼のイオンボトル、２杯で１ｇが計量できる便利なミニスプーンをセット。イオンボトルはお好みに合わせて選べるよう、ブラック、ホワイト、古信楽の３種類を用意しました。

●「塩水療法セット」を用いた実践法

１日に摂取する塩水量は、運動量が多い日は、自分の体重×30cc（例：60kg×30cc＝1.8リットル）。それ以外の日はその半分を目安に実践するのがオススメです。

塩分濃度は0.1〜0.3％が目安（１リットルの水に対して１〜３ｇ）となりますが厳密ではなく、ご自身がまろやかに感じる程度にご調整いただいて結構です。

［実践法］

イオンボトルに浄水器を通した水道水を入れ、約12時間おくと水がまろやかになります。

⬇

付属の計量スプーン２杯で１ｇ、約0.1〜0.15％の塩分濃度になります（発汗量の多い日は４〜６杯が目安）。

⬇

起床時、就寝時にコップ１杯飲むのがオススメです。それ以外の時間（食前、仕事・家事の合間）にも少しずつ飲むと良いでしょう。発汗量が多い日、蒸し暑い室内にいる時は意識的に補給しましょう。

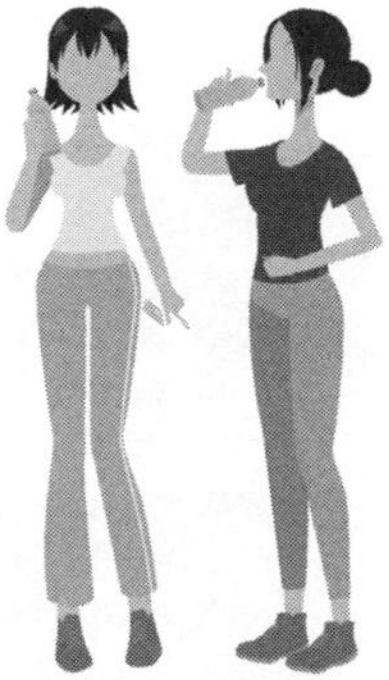

想的に向上。体内の環境を整えて、本来の生命力の働きを高めます。疲れ、むくみ、おなか、お肌が気になる方にご活用ください。

- 含有マグネシウムが電解質のバランスをとってエネルギー代謝を調整し、疲労回復の手助けとなります。
- 精神的な安定を促します。
- 骨格と歯の健康を維持させる働きを発揮します。

【ハイパートニックとアイソトニックの違い】

ハイパートニックは、海水と同じ濃度（3.3%）で、主にミネラルの栄養補給として使われてきました。アイソトニックは、海水を珪素がふんだんに含まれた湧き水で生理食塩水と同じ濃度（0.9%）で希釈したものです。（木村一相歯学博士談）

【キントン水ご利用方法】

キントン水は、アイソトニック、ハイパートニックともに、１箱に容器（10mℓ／本）が30本入っています。ご利用の際は、以下の指示に従ってください。

①ガラス製容器の両先端を、付属の円形のリムーバーではさみ、ひねるようにして折り、本体から外します。
②両端の一方を外し終えたら、本体をカップなどの上に持ってきた上で、逆さにして、もう一方の先端を外し中身が流れ出るようにしてご利用ください。

※開封後は速やかにご利用ください。容器の先端でケガをしないよう必ずリムーバーを使用して外すようにお願いいたします。
※30本入り１箱は基本的にお一人様１か月分となりますが、用途などに応じてご利用ください。ご利用の目安としては１～４本程度／日となります。
※当製品は栄養補助食品であり、医薬品ではありませんので、適用量は明確に定められているものではありません。
※ミネラル成分のため、塩分摂取制限されている方でも安心してお飲みいただけます。禁忌項目はありません。

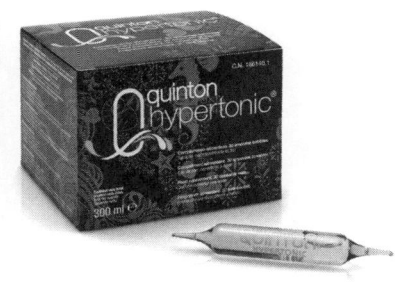

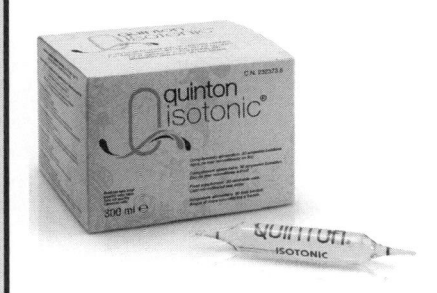

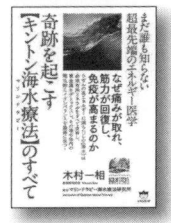

ここがすごい！

（1）ボトルにお茶を入れるだけで、マイナスイオンが徐々に溢れ出し、お茶が低電位化し水素量が増え、簡単に抗酸化力の強い水素茶が作れます。

（2）ありがとうボトルで作られたお茶は、水素やマイナス電子が安定しており、長時間放置しても水素もマイナス電子もなくなりません。

（3）お茶は弱酸性のため、胃酸に触れても水素とマイナス電子はなくならず、体内でもたくさんの水素とマイナス電子を作り出します。

これだけは絶対に守ってください！

①使い始めにお茶を24時間以上入れてください（これでボトルが起動します)。放置後、このお茶は捨ててください。

②お茶を入れてから12時間（約半日）ででき上がります。

③水は反応しません。(お茶を入れてください)

④20℃以下の場所では反応が鈍くなります。

⑤ボトルを冷蔵庫に入れないでください。

⑥でき上がったお茶はすぐ他の容器に移し保管してください。

⑦他の容器に移したお茶は冷蔵庫で保管してください。

⑧お茶を煮出さないでください。

⑨温かいお茶を飲みたい時はお湯で割ってください。

⑩約35℃のお茶をボトルに入れると早く水素茶になります。熱湯は避けてください。

⑪連続で使用の場合は早く水素茶になります。(約35℃・連続使用すると５時間程度で水素茶ができます)

⑫白い糸くずのようなものが出た時は長い時間入れすぎです。(糸くずのようなものが出た場合は茶漉しで漉してください)

＊ご案内の価格、その他情報は発行日時点のものとなります。

◎ 温泉の癒しと同等のエネルギーを供給

温泉の効果効能の本質は、水中に溶け込んでイオン化したミネラルの電子と、マグマや地熱などの地球の持つエネルギーを水を媒体として身体に補充できることにあります。ジンオーブはこの温泉の原理と同様に「氣」＝バイオエネルギーを持つ水を作り出し、水を通して身体に伝えることができるのです。

◎ ジンオーブの仕組みとは？

ジンオーブの球体部分は7層のプレートで構成されており、ここで電磁波や磁界のエネルギーフィールド（場）を作り出します。このエネルギーは機器から人へ与えるだけでなく、個人個人の微細な生体エネルギーを感じ取って、お互いのバイオフィールド同士が共鳴し合う状態を作り出します。私たちがもともと持っている細胞のエネルギーを水の中で発生させて、そのエネルギーを水を媒体として肉体に与えていくのです。

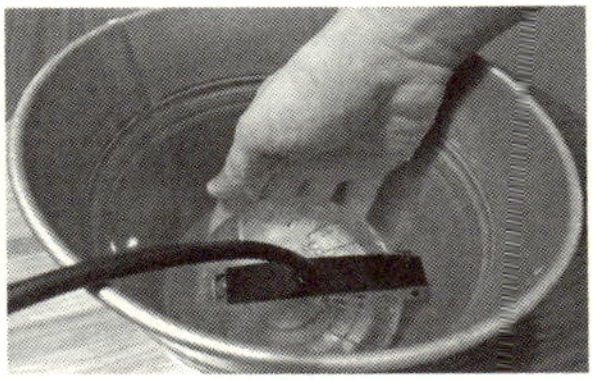

失った電子やエネルギーを水を通してチャージ

◎ ジンオーブの使い方。毎日35分で「氣」をチャージ

水が入った容器に球体を入れ、スイッチをオン。すると、球体から水素を含む細かい泡が発生して、水を通じた生命エネルギーの供給がスタートします。42℃以下のお風呂に球体部分を入れて使うと、全身の細胞が電気チャージされるので特にオススメです。１回のセッションは35分が目安となります。24～36時間おきに使用するのが最適です。（心身が不調な方は毎日使用しても問題ありません）

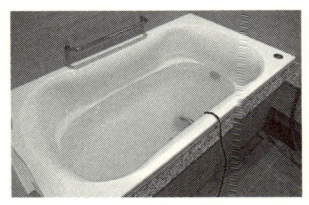

エネルギーが全身に行きわたる入浴時の使用がオススメ

こんな方にはぜひ！

- ◆ 慢性的に疲れた身体を回復させたい
- ◆ スタミナや代謝を改善したい
- ◆ 心のバランスを取り戻したい
- ◆ ストレスフルな毎日を送っている
- ◆ 集中力を高めたい
- ◆ 老化が気になる。アンチエイジング、美肌を手にしたい
- ◆ 大事なペットにも健康でいてもらいたい

自然の中にいるような心地よさと開放感が
あなたにキセキを起こします

神楽坂ヒカルランドみらくるの1階は、自然の生命活性エネルギーと肉体との交流を目的に創られた、奇跡の杉の空間です。私たちの生活の周りには多くの木材が使われていますが、そのどれもが高温乾燥薬剤塗布により微生物がいなくなった、本来もっているはずの薬効を封じられているものばかりです。神楽坂ヒカルランドみらくるの床、壁などの内装に使用しているのは、すべて45℃のほどよい環境でやさしくじっくり乾燥させた日本の杉材。しかもこの乾燥室さえも木材で作られた特別なものです。水分だけがなくなった杉材の中では、微生物や酵素が生きています。さらに、室内の冷暖房には従来のエアコンとはまったく異なるコンセプトで作られた特製の光冷暖房機を採用しています。この光冷暖は部屋全体に施された漆喰との共鳴反応によって、自然そのもののような心地よさを再現。森林浴をしているような開放感に包まれます。

みらくるな変化を起こす施術やイベントが
自由なあなたへと解放します

ヒカルランドで出版された著者の先生方やご縁のあった先生方のセッションが受けられる、お話が聞けるイベントを不定期開催しています。カラダとココロ、そして魂と向き合い、解放される、かけがえのない時間です。詳細はホームページ、またはメールマガジン、SNSなどでお知らせします。

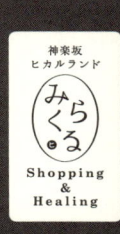

神楽坂ヒカルランド　みらくる　Shopping & Healing
〒162-0805　東京都新宿区矢来町111番地
地下鉄東西線神楽坂駅2番出口より徒歩2分
TEL：03-5579-8948　メール：info@hikarulandmarket.com
営業時間11：00〜18：00（1時間の施術は最終受付17：00、2時間の施術は最終受付16：00。イベント開催時など、営業時間が変更になる場合があります。）
※ Healing メニューは予約制。事前のお申込みが必要となります。
ホームページ：http://kagurazakamiracle.com/

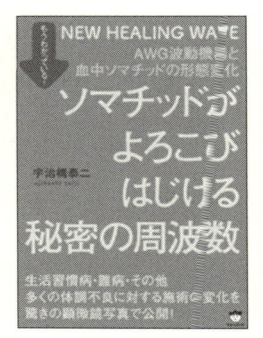

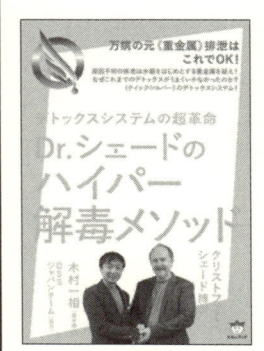

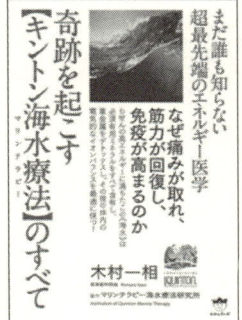

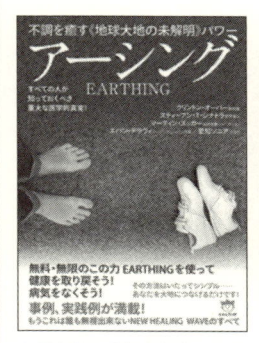

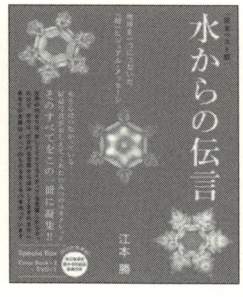

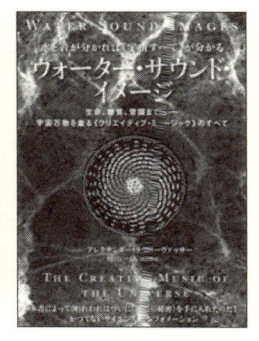